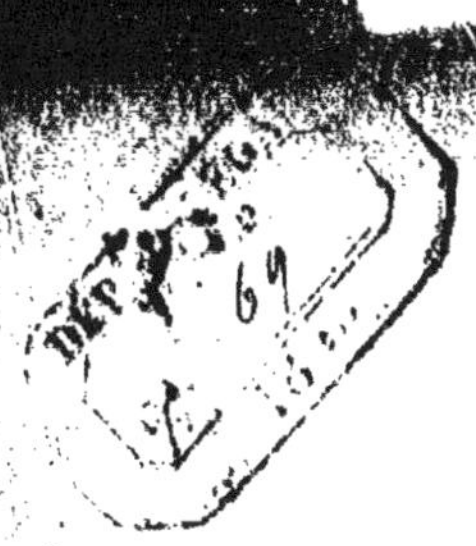

DU

MÉAT URÉTÉRAL ARTIFICIEL

(Greffe de l'uretère à la paroi latérale ou postérieure de l'abdomen)

ÉTUDE CLINIQUE ET EXPÉRIMENTALE

Par le Dr P. TREKAKI

ANCIEN INTERNE PROVISOIRE DES HOPITAUX DE PARIS
MÉDAILLE DE BRONZE DE L'ASSISTANCE PUBLIQUE
MEMBRE CORRESPONDANT DE LA SOCIÉTÉ ANATOMIQUE

PARIS

G. STEINHEIL, ÉDITEUR

2, rue Casimir-Delavigne, 2

1892

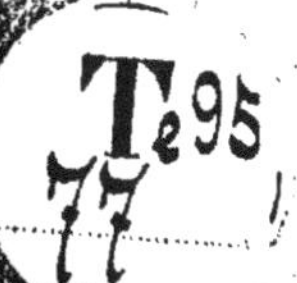

DU MÉAT URÉTÉRAL ARTIFICIEL

a

DU MÊME

De l'incubation dans la rougeole. (*Paris médical*, 16 février 1889.)

Anévrisme de l'aorte. — Rupture dans la plèvre. (*Bull. Soc. Anatomique*, mars 1890.)

Cancer de l'estomac, des ovaires et de l'utérus. (*Bull. Soc. Anat.*, mai 1890, et *Nouvelles Archives de gynécologie et d'obstétrique*, 1890.)

Rétrécissement tricuspidien. (*Bull. de la Soc. Anat.*, mai 1890.)

Syphilome intracérébral. (*Bull. soc. Anat.*, mai 1890, et *Ann. de Dermatologie et Syphiligraphie.*)

Remarques sur trente cas de circoncisions. (*Bulletin général de Thérapeutique*, 30 janvier 1892.)

Note sur un cas de tuberculose primitive du larynx. (*Ann. des maladies, de l'oreille, du larynx, etc.*, février 1892.)

Remarques sur un cas de cancer de la langue à signes insolites (en collaboration avec M. Lenormand). (*Gaz. hôpitaux*, mars 1892.)

Expériences sur la greffe de l'uretère à la peau du flanc. (*Bull. Soc. Anat.*, 4 mars 1892.)

De la ponction de la tunique vaginale dans l'orchite blennorrhagique. (*Gaz. méd.*, Paris, avril 1892.)

DU

MÉAT URÉTÉRAL ARTIFICIEL

(Greffe de l'uretère à la paroi latérale ou postérieure de l'abdomen)

ÉTUDE CLINIQUE ET EXPÉRIMENTALE

Par le Dr P. TREKAKI

ANCIEN INTERNE PROVISOIRE DES HOPITAUX DE PARIS
MÉDAILLE DE BRONZE DE L'ASSISTANCE PUBLIQUE
MEMBRE CORRESPONDANT DE LA SOCIÉTÉ ANATOMIQUE

PARIS
G. STEINHEIL, ÉDITEUR
2, rue Casimir-Delavigne, 2

1892

AVANT-PROPOS

Il est d'usage traditionnel, en terminant ses études médicales, que l'élève puisse, publiquement, remercier ses maitres. Nous le faisons d'autant plus volontiers que nous avons des devoirs à remplir.

Notre maitre M. le professeur Le Dentu, dans le service duquel nous avons eu le bonheur de passer pendant quelques mois de notre internat et qui, avec sa courtoisie habituelle, a accepté la présidence de notre thèse; que ce maitre éminent daigne recevoir ici toute notre reconnaissance.

Notre premier maitre dans les hôpitaux, M. le docteur Joffroy, nous a prodigué ses conseils, pendant l'année d'externat que nous avons eu la bonne fortune de passer dans son service, à la Salpêtrière. Les sentiments que nous témoignons à ce savant neurologue sont au-dessus de tous nos remerciements. Nous n'oublierons jamais notre regretté maitre, le professeur Damaschino à qui nous devons une grande part de notre instruction.

Que M. le professeur Guyon, de qui nous avons été l'élève, nous permette de lui adresser nos remerciements.

Nous sommes heureux de la circonstance qui se présente ici, pour exprimer toute notre gratitude à notre cher maître Schwartz, au service duquel nous avons pu faire une grande partie de notre éducation chirurgicale.

M. le docteur Mauriac, notre maître pendant l'année d'internat que nous avons passée à l'hôpital du Midi, nous a été particulièrement utile pour notre instruction. Nous lui devons donc notre reconnaissance.

Que M. le docteur Reynier, qui nous a si obligeamment accueilli parmi ses élèves, nous permette de lui adresser nos sincères remerciements.

Nous avons également été successivement interne provisoire dans les services de MM. Ed. Labbé, d'Heilly, de Beurmann et A. Petit. Il nous est difficile de leur exprimer ici tout ce que nous leur témoignons. Nous regrettons vivement de ne pas avoir été l'élève de M. le docteur Pozzi, mais nous le prions de recevoir nos sincères sentiments pour son savant enseignement gynécologique que nous avons eu l'honneur de suivre, et pour l'empressement qu'il nous a montré en mettant à notre disposition l'observation qui figure dans notre travail.

C'est à dessein que nous avons omis de parler jusqu'ici de M. Brault. La bienveillance et l'affabilité de notre très cher maître nous ont été si utiles en maintes circonstances, ses conseils amicaux si prodigues, que nous craignons que notre parole ne soit pas assez puissante pour exprimer tout ce que nous lui devons.

PREMIÈRE PARTIE

CHAPITRE PREMIER

Définition — Synonymie

Il importe, pour l'intelligence et la clarté de ce qui va suivre, de donner une définition de l'opération dont nous nous proposons de parler, et de dire quelques mots sur les raisons qui nous ont déterminé à choisir ce titre plutôt qu'un autre.

Nous désignerons, avec M. le professeur Le Dentu, sous le nom de *méat urétéral artificiel*, une opération qui consiste à suturer l'uretère sur la paroi latérale ou postérieure de l'abdomen, pour faire dévier le cours des urines ; en d'autres termes ce qu'on est convenu d'appeler *méat urétéral artificiel*, c'est l'abouchement artificiel de l'uretère à la peau de la région du flanc ou même sur celle de la région lombaire. C'est la dérivation des urines qu'on se propose de faire en créant un méat urétéral dans certaines conditions, qu'on étudiera plus loin. Cette opération est, à l'appareil urinaire, ce que l'anus contre nature est au tube digestif.

Ainsi dénommée, cette opération ne demande pas une plus longue explication. Comme on le voit, on a conservé, dans ce titre, le mot de *méat urétéral* qui est déjà employé pour désigner l'orifice naturel de l'uretère dans la vessie; et c'est pour cette raison qu'avec M. Le Dentu nous l'avons fait suivre de l'épithète *artificiel*, pour bien faire comprendre que c'est une ouverture anormale de ce conduit pratiquée par le chirurgien. C'est donc cette appellation que nous conserverons et c'est celle que nous avons choisie pour titre de notre travail inaugural.

Nous avons également préféré cette désignation à celle de *fistule urétérale*, de crainte que le mot *fistule* n'impliquât une erreur dans l'esprit du lecteur. En effet, ce dernier mot est communément employé pour désigner une communication accidentelle de l'uretère dans le cours d'une opération sur les voies urinaires ou dans toute autre manœuvre chirurgicale dans l'abdomen, ou bien encore le résultat d'un processus inflammatoire. C'est encore pour la même raison que nous avons préféré le titre que nous avons placé en tête de notre travail, car cette opération implique, à première vue, l'idée d'une intervention chirurgicale de propos délibéré, d'une thérapeutique chirurgicale entreprise dans telles ou telles conditions, comme on le verra par la suite; c'est en d'autres termes, une opération palliative ou curative et non un accident survenant dans le cours d'une intervention chirurgicale sur les voies urinaires supérieures.

Nous aurions également pu dénommer le méat urétéral artificiel, d'urèthre *contre nature*. Mais cette dernière appellation a été déjà donnée à une opération que Poncet (de Lyon) exécuta le premier : nous voulons parler de l'ouverture anormale qu'il fit à l'hypogastre chez certains prostatiques pour dévier ainsi le cours des urines. D'ailleurs nous la croyons impropre dans l'espèce.

Nous abandonnerons également le nom de *méat lombaire* employé [par M. le professeur Guyon pour désigner la fistulisation du rein, après la néphrotomie; nous aimerions mieux celui de *méat contre nature* donné par ce dernier auteur à cette même fistulisation rénale (1).

Notre second titre c'est : *Greffe de l'uretère à la peau de la paroi latérale ou postérieure de l'abdomen.*

Nous insistons sur ce dernier point, pour qu'il n'y ait pas confusion entre l'opération que nous décrirons et celle entreprise par quelques auteurs allemands sur la paroi abdominale antérieure.

C'est donc, nous le répétons, ces deux désignations que nous emploierons, indifféremment, dans le cours de notre travail.

(1) *Ann. gén. urin.* août 1888

CHAPITRE II

Historique

L'opération du méat urétéral artificiel n'est entrée dans le domaine de la chirurgie actuelle que depuis un certain nombre d'années. Elle ne compte qu'un nombre de cas très restreint; mais ses indications opératoires sont tellement nombreuses, ses résultats et ses avantages paraissent être si favorables qu'il eût fallu à juste titre qu'elle prenne rang parmi les opérations courantes entreprises sur l'appareil urinaire supérieur. Le besoin s'en est ressenti, car dans certains cas, assez nombreux d'ailleurs, les opérations palliatives ou même curatives, dans ce système d'organes, faisaient totalement défaut.

Une lacune restait donc à combler et c'est ce qu'on fit en France.

L'opération du méat urétéral artificiel est due exclusivement à la chirurgie française ; seuls, les chirurgiens français ont pratiqué, sur le vivant tout au moins, cette opération qui est appelée à rendre des services considérables.

Mais, comme on le verra par la suite, elle a été pratiquée, à l'étranger, sur le cadavre, et tout récemment en France, sur les animaux.

. Pour la facilité donc de l'exposé de ce court aperçu historique, nous diviserons les étapes par lesquelles a passé l'opération du méat urétéral, depuis sa création jusqu'aujourd'hui, en trois périodes que nous appellerons : 1° la période anatomique ; 2° la période clinique ; et 3° la période expérimentale. Toutes trois ont contribué à fixer certaines particularités intéressantes et nécessaires pour la connaissance intime du sujet qui nous occupe.

La première période ou période anatomique date d'il y a environ onze ans. En février 1881, un travail signé de Hayes Agnew, chirurgien distingué de Philadelphie, parut dans le *Philadelphia Medical Times* et portant pour titre « Traitement du catarrhe de la vessie par l'établissement d'une fistule urinaire ». Hâtons-nous de dire que Hayes Agnew n'exécuta cette opération que sur le cadavre ; il la signalait à l'attention des chirurgiens comme très favorable et capable d'être utilisée dans certains cas où le fonctionnement des voies urinaires naturelles est entravé. L'idée du chirurgien américain lui était suggérée par l'observation de deux malades atteints, tous deux, d'une fistule cutanée de l'uretère de longue date et se trouvant, d'ailleurs, dans des bonnes conditions de santé. Hayes Agnew préférait à toute autre voie détournée des urines, la voie urétérale ; c'est l'uretère qu'il choisit donc et c'est ce canal excréteur qu'il fit aboucher à la paroi abdominale. Toutes ses recherches ont été faites sur le cadavre. Nous ne les décrirons pas pour le moment, car nous nous réservons de revenir sur le manuel opératoire qu'il entreprit, plus loin ; mais nous devons dire dès maintenant que cet auteur préconisait, pour cette opération, soit la région lombaire, soit la région iliaque. Cependant il préfère la région lombaire et suit un manuel opératoire à peu près semblable à celui de la colotomie lombaire.

De notre côté nous avons entrepris, tout récemment, des recherches cadavériques, recherches qui n'ont pas été publiées, mais qui vont être rapportées dans le cours de ce travail. La voie que nous avons suivie c'est celle déjà suivie par M. le professeur Le Dentu, c'est-à-dire la région latérale de l'abdomen ou le flanc.

Telle est, esquissée à grands traits, la première période de l'histoire de l'opération du méat urétéral artificiel. Depuis ces recherches cadavériques, nous n'avons, à notre connaissance du moins, aucun document nouveau sur cette question.

La seconde période ou période clinique, la plus importante dans l'espèce, celle qui enseigna le manuel opératoire et les nombreuses indications du méat urétéral, commence avec le professeur Le Dentu et revient tout entière, comme nous le disions plus haut, aux chirurgiens français. Signalons, en passant, que feu le chirurgien Laurenzi, de Rome, au dire de Bertini (1), dans le cours d'une laparotomie où l'uretère fut blessé, le professeur de Rome fixa le bout rénal de ce conduit à la paroi abdominale. Mais nous n'avons pas plus de renseignements sur ce cas qui, non seulement, n'a pas été publié, mais qui resta lettre morte pour tous les chirurgiens. C'est donc bien au professeur Le Dentu qui,

(1) BERTINI LEOP. — *Bull. della Reale Accadem. Med. di Roma.* — Anno Accademico 1888-89. — Juin.

ignorant complètement l'idée émise par Haye Agnew, et le cas incidemment signalé de Laurenzi, c'est à lui, disons-nous, que revient l'honneur d'avoir entrepris, sur le vivant, la première opération de méat urétéral artificiel. — En mai 1889, M. Le Dentu publie dans son Traité des affections chirurgicales des reins et des uretères (p. 803) et revient quelques mois après sur le même sujet, devant le Congrès de chirurgie dans sa séance du 11 octobre, publie, disons-nous, l'observation d'une malade à laquelle il fit l'abouchement de l'uretère gauche aux parois du flanc, allant ainsi au-devant d'une mort imminente au plus bref délai. Il s'agissait dans ce cas, comme on le verra par la suite, d'un cancer sous-périto-néal qui englobait dans sa masse la partie terminale des uretères et empêchait ainsi tout écoulement de l'urine par les voies naturelles. On verra également plus tard que cette entreprise chirurgicale fut couronnée d'un plein succès, malgré la mort de la malade qui eut lieu par généralisation néoplasique en dehors de toute lésion rénale ou urétérale relevant de l'opération elle-même.

Voici comment cet auteur terminait la communication qu'il fit au Congrès français de chirurgie : « Si je « rappelle ici ce fait déjà publié *in extenso* dans mon « ouvrage sur les affections des reins (1), c'est que « cette opération, aussi rationelle pour combattre l'anu-« rie de cause mécanique incurable, que l'anus artifi-« ciel dans les cas d'obstruction intestinale, est *la pre-« mière de ce genre* qui ait été pratiquée. »

(1) *Aff. Chir. des Reins*, etc. P. 803.

Ce succès fut suivi quelques années plus tard par d'autres chirurgiens. M. Pozzi répéta cette opération dans un cas où le cours naturel des urines était entravé. Il s'agit ici d'une rupture complète de l'uretère, cas que nous nous réservons de rapporter à la deuxième partie de ce travail. Ce dernier auteur préférant l'abouchement anormal de l'uretère à l'extirpation immédiate du rein, conduite tenue par Shaw et Gunerow dans deux cas semblables, posa nettement les indications; il fit donc un *méat urétéral artificiel*, fait qu'il communiqua au Congrès français de chirurgie tenu en 1891. Avec M. Pozzi donc s'établit une nouvelle indication du méat urétéral, dans le cas de rupture complète du conduit vecteur de l'urine.

Avec ces deux auteurs finit le côté clinique de l'aperçu historique que nous avons essayé de donner. L'opération du méat urétéral n'a pas été, que nous sachions, exécutée par d'autres chirurgiens, jusqu'aujourd'hui.

Il nous reste enfin, avant de terminer ce chapitre, à fixer la question sur les expériences entreprises sur les animaux, ce qui nous conduit à parler de la période que nous avons arbitrairement appelée expérimentale.

En février 1891 et en mai de la même année, nous avons exécuté l'opération du méat sur deux chiens. Sur le premier chien nous avons établi deux méats urétéraux : un premier à gauche, et quelques jours plus tard un autre à droite. Les résultats de nos recherches ont été communiqués à la Société anatomique de Paris dans sa séance du 4 mars 1892. Ces résultats, qui furent très satisfaisants, ont été publiés *in extenso* dans les bulletins de cette Société. Nous comptons revenir sur ces faits, à la fin de notre travail. Disons dès maintenant que nous croyons être le premier à avoir entrepris sur le chien ces sortes d'expériences.

Nous n'ignorons pas, bien entendu, les expériences de Gluck et Zeller (de Berlin) (1) qui extirpaient chez les animaux, la vessie, et suturaient les uretères à la paroi abdominale au niveau de l'incision qui avait servi pour l'extirpation vésicale. Mais la voie que ces deux auteurs ont suivie est différente de la voie que nous avons prise, c'est-à-dire la paroi latérale de l'abdomen. D'ailleurs Gluck et Zeller suturaient la partie terminale de l'uretère, tandis que nous ne fixons à la paroi du flanc que la portion abdominale de ce conduit. Enfin l'extirpation vésicale n'entre dans aucun temps de nos expériences, ce qui ne complique pas l'opération; de plus leurs expériences diffèrent des nôtres en ce sens qu'on se trouve, par le fait de l'extirpation vésicale, dans l'obligation d'entraver le cours naturel des urines de deux côtés à la fois. Tout ce que nous devons retenir des expériences de Gluck et Zeller, c'est que leurs résultats sont très satisfaisants, et concordent par cela même avec ceux également favorables que nous avons obtenus nous-même.

D'autre part M. le professeur Dastre, au dire de M. Tuffler (2), aurait, bien avant nous, fait aboucher les uretères à la paroi abdominale, avec un insuccès complet d'ailleurs.

(1) *Ann. Génit. Urin.* Avril 1888.
(2) *Congrès Allem. de Chirurgie* tenu en Avril 1881.

Mais nous le répétons ici, ce que nous avons déjà dit devant la Société anatomique dans la même séance, à savoir, que les expériences de M. Dastre n'ont jamais été publiées; elles n'ont été qu'incidemment citées par M. Tuffier, dans ce même recueil périodique.

Or, nous ne savons ni les résultats opératoires, ni la voie que suivit le professeur de la Faculté des sciences, ni l'état des urines de ses animaux; rien en un mot n'est signalé dans ces expériences depuis l'établissement de la fistule urétérale jusqu'au moment de la mort des chiens.

C'est donc pour toutes ces raisons que nous croyons avoir été le premier en France qui ait fait, chez les animaux, l'opération du méat urétéral artificiel.

CHAPITRE III

Néphrectomie et méat |urétéral artificiel

Nous allons entreprendre, dans ce chapitre l'étude, du parallélisme entre les résultats de la néphrectomie et ceux des fistules urétérales ou, ce qui revient au même, du méat urétéral artificiel.

La néphrectomie, on le sait, a été pratiquée non seulement dans le cas de rein malade, mais encore dans le cas de rein sain, c'est-à-dire dans les fistules rénales, dans les fistules urétérales cutanées, dans les fistules urétéro-vaginales, dans les blessures de l'uretère, etc.

Or, doit-on enlever un *rein sain ?* Est-on autorisé à faire l'extirpation du parenchyme rénal exempt de toute lésion capable d'entraver le fonctionnement de cet organe ? telle est la question à laquelle on doit répondre. La clinique et l'expérimentation nous serviront de guide pour exprimer notre opinion sur cette question.

Il est, aujourd'hui, avéré que les résultats opératoires et les suites immédiates de la néphrectomie sont sinon favorables, du moins assez satisfaisants, toutes choses égales d'ailleurs. Qu'on choisisse la voie extra-péritonéale ou la voie intrapéritonéale, même chance, ou à peu près, de succès. Les statistiques sont là pour témoigner cette assertion. Ainsi, en ce qui concerne cette dernière voie, la statistique de Terrillon (1) donne six néphrectomies transpéritonéales et six guérisons. Knowley-Thornton, cité par Bureau (Th. Paris, 1890), dans une statistique de 25 néphrectomies personnelles, a obtenu 20 guérisons, soit 80 % de succès.

La statistique récente de Czerny (2) est de 47 % de guérisons. Sur 53 cas d'extirpation du rein, rassemblés par Marduel (3), il y a eu 26 morts et 27 guérisons, ce qui fait 50 guérisons pour 100.

Si nous poursuivons les auteurs et les statistiques qu'il nous donnent, nous trouvons: dans le cas de fistule de l'uretère, 6 néphrectomies dont 5 guérisons et 1 mort (Le Fort). Brodeur, sur le même sujet (Th. Paris, 1886), donne 18 néphrectomies pour fistule urétérale: 13 guérisons et 5 morts, soit 70,60 pour 100 de succès.

Après avoir donné la statistique de la néphrectomie d'emblée (46 % de morts) et celle de la néphrectomie secondaire pour fistule rénale (30 %), M. le professeur Guyon (4) s'exprime ainsi : « Est-ce à dire qu'il faille pour « traiter les fistules persistantes après la néphrotomie, « avoir toujours recours à la néphrectomie? Je ne le « pense pas, malgré l'opinion dominante parmi les chi- « rurgiens. »

Mais de ce que les résultats ne sont pas si mauvais, est-on en droit, *ipso facto*, d'enlever un rein sain? Doit-

(1) *Bull. Soc. Chirurgie.* 1891.
(2) *Beitr. z. klin. Chir.* t. VI, 276 et *Ann. Gen. Ur.* Juin 1891.
(3) *Dict. Prat. de Méd. et Chir.* T. XXX, p. 072.
(4) *Ann. Génit. Urin.* Août 1888.

on, en un mot, laisser en seul rein parce qu'il peut, à lui seul, suppléer au fonctionnement de l'organisme? Nous ne le croyons pas, malgré les résultats des analyses des urines chez des malades dont on a enlevé un rein. Nous savons, en effet, que la sécrétion urinaire peut rester normale avec un seul rein, ou à peu près telle. Nous n'ignorons pas que les éléments organiques et inorganiques contenus dans les urines rendues par ce rein unique peuvent rester pendant longtemps à leur taux normal. Mais deux écueils se présentent lorsqu'on y réfléchit : jusqu'à quel moment de l'existence cette suppléance dont on parlait plus haut, par le rein laissé, peut-elle durer? et en second lieu, est-on sûr de laisser un rein sain, au lieu d'un rein plus ou moins altéré, ou bien encore une malformation congénitale de ce rein ou de cet uretère supposés sains, ou même encore peut-on prévoir une absence congénitale du rein du côté opposé? Ces derniers cas sont exceptionnels, nous le comprenons, mais ils existent.

En d'autres termes, voici le problème qui se pose : peut-on espérer une survie suffisante, avec un seul rein supposé totalement sain? A cet effet nous pouvons rappeler ce que le professeur Verneuil disait devant la Société de chirurgie, à propos d'un cas de néphrectomie d'un rein sain pratiquée par J. Boeckel et dont le rein du côté opposé a été à son tour atteint de dégénérescence amyloïde, après six mois de survie : « Dans le cas « où la malade aurait survécu à sa récidive (cancer de « l'utérus), elle serait morte de son rein (1). »

(1) *Bull. Soc. Chir.* 1884, p. 455.

A côté de l'opinion des professeurs Verneuil et Guyon sur la néphrectomie, mentionnons celle de Billroth : « La néphrectomie d'un rein, dans le cas de fistule de « l'uretère, tout au moins, n'est qu'un procédé *thérapeu-* « *tique provisoire,* et on ne doit pas cesser de cher- « cher d'autres méthodes de traitement moins graves « pour guérir ces fistules (1). »

Les partisans de la néphrectomie ne sont pas moins rares. Le professeur Le Fort, dans le *Manuel de médecine opératoire* de Malgaigne, écrivait ceci : « Qu'un urinal « eût pu diminuer les inconvenients de la fistule « urétérale de l'opérée de Simon » (2); mais nous savons que quatre années plus tard il changea d'opinion et fit l'extirpation rénale chez un malade porteur d'une fistule urétéro-cutanée. Il conclut, de ce cas, à la néphrectomie dans tous les cas de fistules de l'uretère (Ac. Méd. 1880). Disons, en passant, que Léon Labbé, dans cette même séance de l'Académie de Médecine, se déclarait partisan de la néphrectomie et ajoutait en terminant : « Qu'il « serait vraiment regrettable que les chirurgiens fran- « çais reculent devant une opération qui a été plusieurs fois pratiquée en Allemagne. » Mais il est plutôt regret- table que l'on soit trop hardi dans ce genre d'interven- tions lorsqu'il s'agit d'un organe sain et si indispensa- ble à l'économie, et lorsqu'une opération moins grave et moins préjudiciable au malade peut être entreprise.

---

(1) Lettres de Vienne *in Sem. médic.* 1884.

(2) Nota.— Il s'agit ici d'une néphrectomie de rein sain, pour fistule urétéro- cutanée, pratiquée en 1860, par Simon (d'Heideberg).

Si nous poursuivons les auteurs dans leurs opinions, nous voyons que le plus grand nombre d'entre eux est partisan de la néphrectomie, dans le cas de fistule urétérale ou dans tout autre cas.

Nous avons déjà mentionné le cas de Simon (de Heildeberg) qui extirpa le rein de sa malade atteinte d'une fistule urétéro-cutanée. Ce rein fut d'ailleurs trouvé sain. Cet exemple a été suivi par d'autres chirurgiens. J. Schmith (de Cologne) préconise la néphrectomie d'emblée dans toute manœuvre ayant déterminé la section de l'uretère (1).

Marduel, dans son excellent article du *Dict. de Médecine Pratique*, dit ceci : « C'est, selon nous, sous toutes « réserves que doit être acceptée la néphrectomie, du « moins jusqu'à nouvel ordre. Il ne faudrait pas s'ap- « puyer,pour l'encourager,sur ce fait que la statistique va « en s'améliorant... »; et plus loin : « Il ne faudrait pas « non plus que la méthode antiseptique, qui rend tous les « jours de si éminents services, conduisît à étendre outre « mesure le champ des audaces opératoires. » Mais là où nous ne sommes plus d'accord avec lui, c'est lorsqu'il dit : « La seule indication un peu nette de l'extirpation « du rein, c'est dans le cas de fistule urétérale. »

Brodeur s'exprime avec plus de netteté et de prudence : « En présence d'une fistule urinaire qui a pour « origine le rein ou l'uretère, il nous semble que la « néphrectomie s'impose pour débarrasser le malade « d'une infirmité si répugnante. Toutefois on devra

____

(1) *Thérapeutique contemporaine*, 1888.

« bien s'assurer de l'état du rein du côté opposé et ne
« risquer l'opération que lorsque l'urine de la vessie ne
« présentera rien d'anormal (1). »

C'est à dessein que nous avons réservé l'opinion de
M. le professeur Le Dentu. Cet auteur est partisan de
l'extirpation de l'organe sécréteur de l'urine dans les
cas de fistule urétéro-cutanée; mais il n'oublie pas de
dire : « L'extirpation du rein correspondant, *moyen
héroïque sans doute*, mais que justifient dans certains
cas les complications sérieuses auxquelles donne lieu
cette pénible infirmité »; et avec beaucoup de prudence,
il ajoute plus loin: « Cependant il faut prévoir le cas où
« quelque contre-indication importante ferait rejeter
« l'opération comme impraticable ou trop périlleuse » ;
et plus loin encore : « Reste l'application d'un appareil
« pour recueillir l'urine et empêcher de souiller cons-
« tamment les vêtements du malade (1). »

On voit donc, par ce qui vient d'être dit, que les différents auteurs se partagent, au point de vue de leurs
opinions sur la néphrectomie, en trois camps. Les uns,
avec Simon, Le Fort, Labbé, Schmith (de Cologne), pour
ne citer que les principaux, préconisent la néphrectomie
d'emblée, sans se préoccuper de l'état du rein enlevé, et
surtout sans beaucoup se soucier du rein du côté
opposé. Les autres, avec Guyon, Le Dentu, Marduel,
Brodeur, etc., sont partisans de la néphrectomie, mais
dans le cas seulement où le rein laissé en place est sain.
La troisième catégorie d'auteurs, en tête desquels on

(1) Thèse citée, p. 277.
(2) *Affect. du rein*, p. 707 et 708.

doit citer Verneuil, se soucient non seulement de l'état du rein en place, pour le présent, mais encore et surtout pour l'avenir. N'oublions pas non plus l'opinion très judicieuse de Billroth qui, lui, ne néphrectomise un rein exempt de toute lésion que parce que d'autres méthodes curatives font, dans ces cas, totalement défaut.

C'est à ces deux dernières opinions que nous nous rallions; car, pour nous, on ne doit jamais enlever un rein totalement sain; et cela pour plusieurs raisons sur lesquelles nous nous efforcerons de répondre.

Dans un grand nombre de cas, en effet, on ignore l'état du rein laissé en place, en dépit de toute analyse chimique et de toute exploration du parenchyme rénal. Des lésions minimes en apparence, qui n'entravent nullement le fonctionnement d'un organe et du rein en particulier, s'observent dans maintes circonstances. Des néphrites partielles, et même totales, peuvent parfois, rarement il est vrai, évoluer sans aucun signe apparent. Des cas semblables ont été signalés et sont connus de tous. Or, que deviendrait un malade atteint de ces néphrites *latentes*, auquel on aurait fait l'extirpation d'un rein ? Un rein unique, dans ce cas, pourrait-il subvenir, à lui seul, au fonctionnement de l'économie ? Et les produits excrémentitiels dont on connaît la toxicité depuis les belles recherches de Feltz et Ritter, et celles plus récentes du professeur Bouchard, pourraient-ils être éliminés, en totalité, par un seul rein même légèrement atteint ? Mais à supposer même que le rein du côté opposé au rein extirpé soit totalement sain, peut-on avoir une arme suffisante pour pratiquer la néphrectomie ? Nous ne le croyons pas et pour les raisons suivantes. Les poisons de l'économie excrétés par le rein, sont nécessairement en contact direct avec les cellules du parenchyme rénal. Or, ces poisons ou produits excrémentitiels tuent, on l'a dit plus haut, les cellules de l'organisme. Il semble donc légitime que les cellules du rein prendraient leur part à cet empoisonnement, qu'elles subiraient, à la longue, le même sort que celles de nos différents tissus ; et ce « surmenage du rein unique », comme l'a dit si bien le professeur Verneuil, après extirpation de son congénère du côté opposé, serait dû très vraisemblablement à la cause que nous signalons. Ce n'est guère qu'une hypothèse, mais une hypothèse très plausible, grâce aux nombreuses recherches sur la toxicité des produits solubles du liquide urinaire.

Donc, à supposer même qu'un diagnostic certain du rein laissé en place ait été porté, on n'est pas donc, croyons-nous, en droit d'enlever son congénère du côté opposé, également sain ou légèrement atteint dans sa structure. Car, si on interroge la clinique, on voit, en effet, que dans le cas de lithiase rénale, tout au moins les effets de l'extirpation d'un rein sont désastreux. Quelques chiffres sont utiles pour appuyer tout ce que nous venons de dire. Sur un total de 30 malades ayant succombé par suite d'anurie dans laquelle il n'y a pas eu intervention, le rein du côté opposé à l'uretère obstrué a été trouvé :

Absent : 3 fois.

Atrophié : 6 fois.

Lésions calcul. diverses : 14 fois.

Oblitération congénitale de l'uretère correspondant :
6 fois.

Rein sain : 1 fois.

Ces chiffres en disent plus long que tous les commentaires qu'on pourrait en faire.

Nous devons maintenant interroger l'expérimentation qui, elle aussi, nous donnera des renseignements utiles pour la thèse que nous soutenons. Mais avant de terminer avec ce chapitre, nous entreprendrons, un peu plus loin, l'étude de la survie qu'on a pu obtenir, dans certains cas où le malade était porteur d'une fistule rénale ou urétérale.

Les expériences sur les animaux, entreprises par M. Tuffier, tendent à démontrer que la néphrectomie totale d'un rein, et la néphrectomie partielle du rein du côté opposé, n'entravent nullement la survie d'un animal.

Le parenchyme rénal laissé en place subit une augmentation de volume, et c'est grâce à cette *hypertrophie compensatrice* que la survie est possible. M. Tuffier, de toutes ses expériences conclut ainsi : « De l'ensemble « de ces recherches, nous pouvons conclure que par « des résections successives du rein, on peut aller jus- « qu'à supprimer, en poids et en volume, le poids et « le volume correspondant à ceux des deux reins de « l'animal. » (1)

S'il nous était permis de répondre à tout ce qu'on vient

___

(1) *Études expérim. sur la chir. du rein.*, p. 43.

de citer, nous dirions qu'il y a une lacune dans les expériences de M. Tuffier. Les animaux soumis à l'expérience, par cet auteur, ne survivaient que quelques mois; ils étaient sacrifiés pour les besoins de l'expérimentation. Or, on ne peut pas conclure que le fragment de rein laissé en place pouvait à lui seul suffire à excréter les matières excrémentitielles de l'organisme, pendant un temps sinon indéfini, du moins très prolongé. M. Tuffier se base sur l'hypertrophie compensatrice qui s'établit sur un rein ou sur un fragment de rein, après l'extirpation du rein du côté opposé. Mais tout ce que prouvent les expériences de cet auteur, d'ailleurs très habilement poursuivies, c'est qu'un animal peut vivre avec un rein ou avec un fragment de rein pendant quelque temps, pendant longtemps même, pendant tout le temps que cette hypertrophie compensatrice de ce rein, existe; or, si cette hypertrophie vient à être vaincue à son tour, personne ne nous dit que cet animal ne succombera par suite des lésions développées par les produits excrémentitiels élaborés dans l'organisme de l'animal.

Quant à la néoformation des « glomérules de compensation » comme les appelle M. Tuffier, c'est une question qui n'est pas encore élucidée, et qui mérite de nouvelles recherches.

D'ailleurs les expériences de M. Tuffier sont en désaccord avec celles de Torres (1), car ce dernier auteur a trouvé, outre une hypertrophie considérable du rein du côté opposé, une prolifération de la gangue conjonctive.

(1) Thèse. Paris, 1877.

Tel est donc l'exposé de tout ce qui ressort de l'expérimentation sur les animaux.

Les résultats, comme on l'a vu, ne paraissent pas jusqu'ici plaider en faveur de la néphrectomie, pour les raisons qu'on vient de mentionner plus haut.

Passons, maintenant, sur une autre question qui comporte, elle aussi, plusieurs enseignements en faveur de la non-extirpation d'un rein sain. Il s'agit, en effet, dans ce qui va suivre, de déterminer par le relevé des observations cliniques, la survie qu'on peut obtenir chez un individu porteur d'une fistule rénale ou urétérale. On verra que des malades, de cette catégorie, peuvent vivre pendant un certain temps, pendant longtemps parfois, avec une semblable fistule lorsque le rein correspondant est intègre.

Tous les chirurgiens connaissent ces faits qui sont loin d'être rares; mais un tableau d'ensemble ne serait pas sans intérêt pour montrer, une fois de plus, que le malade peut, sans danger relatif, uriner par sa fistule, qui réalise, on peut dire, l'opération que nous étudions.

D'après un relevé, que nous empruntons à la thèse de Bureau (1), de 21 cas de fistules persistantes après néphrotomie pour pyonéphrose non calculeuse, nous notons, au point de vue de la durée de la fistule :

1 fistule pendant 2 mois
3 —   —   6 —
1 —   —   18 —

(1) Thèse. Paris, 1891. P. 50, 51, 52, 53, 54, 55.

3 fistules pendant 2 ans
2 — — 3 —
1 — — 5 —
et 10 — — date indéterminée.

Dans ce tableau ne sont pas comprises, bien entendu, les fistules persistantes, purulentes. On n'a mentionné que les fistules urinaires, par lesquelles, par conséquent, l'urine seule était excrétée.

Dans une observation du Professeur Le Dentu (1), une fistule rénale eut une durée de trois ans et demi environ, c'est-à-dire de 1882 jusqu'en juin 1885. Une autre observation du même auteur, reproduite dans la Thèse de Brodeur, un malade a gardé une fistule de l'uretère au niveau de la région inguinale, du mois de mars 1875 au mois d'avril 1881 (1). Et, il faut bien le reconnaître, dans tous ces cas le rein a été primitivement malade ; malgré donc cette non-intégrité du rein en rapport avec les fistules, la vie a été supportable, et peut-être même la guérison complète du rein s'en fût réalisée ultérieurement.

Cela étant, le méat urétéral artificiel qu'on se propose d'établir dans un cas donné est judicieusement praticable, pour les raisons que nous venons de mentionner.

Il est difficile de fixer aujourd'hui la durée de la survie qu'on pourrait obtenir avec une telle dérivation de l'urine, mais nous basant sur un certain nombre de cas

---

(1) LE DENTU. *Arch. gen. Med.* 1884 p. 641.

de fistules urétérales cutanées ou muqueuses, nous pouvons admettre la légitimité de cette opération.

Si nous poursuivons nos investigations sur la voie des faits cliniques, nous nous trouvons conduit à parler des résultats obtenus par les diverses analyses des urines rendues par les fistules rénales ou urétérales.

Cette question a été, pour la première fois, étudiée par Berard, vers 1844; la quantité et la qualité des urines émises par le trajet fistuleux étaient comparativement étudiées. Depuis, d'autres analyses ont été entreprises par différents auteurs que nous aurons l'occasion de citer ici-même.

La quantité de ces urines, dans toutes les observations, est mentionnée comme à peu près égale à celle rendue par les voies naturelles.

Mais il faut s'entendre sur le mot « quantité égale » :

La quantité d'urine émise en 24 heures chez un adulte de taille ordinaire et dans des conditions normales est, on le sait, de 1200 à 1500 grammes environ, en moyenne. Mais il importe de se rappeler que ce chiffre varie, non seulement avec les individus, mais encore avec une foule de conditions faciles à comprendre.

D'autre part, les reins se partagent-ils, en *deux parties égales*, la sécrétion urinaire? Cette dernière question n'a pas eu de solution jusqu'ici.

De sorte qu'on est forcé d'accepter, à l'heure actuelle, la variation qu'il pourrait y avoir entre la quantité des éléments rendus par la fistule et la quantité de ceux rendus par les voies normales. En effet dans beaucoup de cas de fistules du rein ou de l'uretère dont nous avons analysé les observations, nous avons vu que cette différence était parfois assez grande.

Mais ce qui subit moins de variation et ce qu'il nous importe surtout de connaître, c'est, non pas la quantité d'urine sécrétée par un seul rein, mais plutôt, le rapport des urines rendues par les deux voies. Or ce rapport, dans la majorité des cas, reste sensiblement le même, toutes choses égales d'ailleurs.

Examinons donc, tout d'abord, avant de parler des éléments nobles de l'urine, la quantité comparative de ce liquide fournie dans les diverses analyses.

Le cas publié par M. Le Fort (1), dans lequel il s'agissait de deux fistules lombaire et iliaque, d'un même uretère, est des plus instructif. Dans une première série de jours la somme de l'urine rendue un mois après l'établissement de ces fistules a été :

> Le 1er jour 600 grammes.
> Le 2mo — 500 —
> Le 3mo — 500 —
> Le 4mo — 600 —
> Le 5mo — 650 —
> Le 6mo — 500 —

Quant à l'urine émise par l'urèthre elle a varié entre 600 gr. et 1200 grammes.

Dans une deuxième série de jours, nous voyons ce qui suit :

(1) *Bull. Acad. Méd.* 1880.

Urine de la vessie. — Urine de deux fistules.

Vessie			Fistules		
1er jour : 900 grammes.			1er jour : 500 grammes.		
2e	—	580	2e	—	450
3e jour : 1,400			3e jour : 600 grammes.		
4e	—	500	4e	—	400
5e	—	450	5e	—	540
6e	—	500	6e	—	700
7e	—	650	7e	—	650
8e	—	590	8e	—	500
9e	—	550	9e	—	600
10e	—	700	10e	—	450
11e	—	500	11e	—	750
12e	—	280	12e	—	900
13e	—	900	13e	—	600
14e	—	700	14e	—	500

On voit donc que les urines, dans ces 14 jours, se trouvaient de deux côtés, dans un rapport à peu près constant. Dans d'autres observations ayant également trait à la quantité d'urine excrétée par la voie normale et la voie anormale, ce rapport est resté sensiblement le même.

Aussi, chez une malade de Lannelongue (de Bordeaux), citée par Biar (1) dans sa thèse inaugurale, où il s'agissait d'une fistule urétéro-vaginale, l'urine recueillie par les deux voies d'excrétion donnait les quantités suivantes :

Série de dix-sept jours.

Vessie.			Uretère.		
1er jour : 950 grammes.			1er jour : 750 grammes.		
2e	—	930	2e	—	800

(1) Thèse Bordeaux, 1885. P. 23.

	Vessie.			Uretère.	
3e jour :	1,220 grammes		3e jour :	750	—
4e —	1,400	—	4e —	1,000	—
5e —	1,140	—	5e —	960	—
6e —	950	—	6e —	800	—
7e —	1,240	—	7e —	600	—
8e —	1,010	—	8e —	720	—
9e —	1,090	—	9e —	570	—
10e —	1,500	—	10e —	500	—
11e —	1,350	—	11e —	450	—
12e —	900	—	12e —	500	—
13e —	1,100	—	13e —	400	—
14e —	900	—	14e —	400	—
15e —	850	—	15e —	370	—
16e —	480	—	16e —	570	—
17e —	500	—	17e —	400	—

Dans ce tableau, le rapport de deux urines varie quelque peu, mais cette différence n'influait en rien la sécrétion urinaire.

Voici, d'autre part, la quantité d'urine rendue par le méat urétéral artificiel établi par M. Le Dentu (1), et dont nous donnerons l'observation complète plus loin :

1er jour (deuxième jour de la création du méat), 400 gr.
2e — 1,300 —
3e — 900 —
4e — 700 —
5e — 800 —
6e — 800 —

(1) *Loc. cit.* P. 808.

Ici le rein du côté opposé au méat ne fonctionnait pas à cause de l'obstruction permanente de l'uretère correspondant.

Nous rapporterons plus loin le cas de M. Pozzi qui est extrêmement instructif en ce qu'il concerne la quantité d'urine excrétée par la voie normale et la voie anormale.

Tel est le relevé de la quantité d'urine émise par 24 heures, par les deux voies d'excrétion, que nous avons pu effectuer chez les divers auteurs.

Il nous reste à dire un mot des recherches entreprises chez les animaux, sur le même sujet. Les documents sont ici peu nombreux, car tous ceux qui, comme Straus et Germont, Lépine et autres, ont expérimenté sur les uretères des animaux, n'ont pas eu le soin de nous donner la quantité d'urine émise par la voie artificielle.

Dans l'expérience IV *bis* de M. Tuffier (1), où il s'agit d'une néphrectomie totale, la quantité de l'urine a varié, dans un espace de onze jours, entre 178 grammes et 460 grammes.

Nos chiffres, chez notre chien, à qui nous avons établi une greffe de l'uretère, s'écartent un peu de ceux de M. Tuffier. Par le seul rein, en effet, dont l'uretère était greffé à la peau, nous avons obtenu, une première fois, en recueillant l'urine goutte à goutte, 22 cc. dans l'espace de 40 minutes, qui constituent environ 600 gr. en 24 heures. Dans une seconde fois nous avons recueilli 18 cc. ou 628 gr. par jour. Il faut remarquer que chez

(1) *Loc. cit.* P. 143.

notre chien, l'autre rein était également intact, et probablement une même quantité était rendue par la voie normale.

Voyons maintenant les résultats des analyses des urines fournies par les deux émonctoires sur les éléments constitutifs du liquide d'excrétion, et sur le rappor; qui existe entre leur quantité.

Et d'abord disons un mot de la densité de ces urines.

Berard, que nous avons eu l'occasion de citer plus haut, a montré que les urines des trajets fistuleux urinaires (rein et uretère), étaient claires, transparentes et de *faible densité*. Depuis, on a fait voir que l'assertion de Berard n'était pas tout à fait exacte en ce qui concerne la densité de l'urine. Cette « faible densité » que signalait Berard n'existait pas dans tous les cas, et qu'au contraire elle était égale à celle de l'urine émise par voie normale· Nous insistons sur ce point, car la densité d'une urine, est, on le sait, chose importante; elle indique, dans la majorité des cas, une teneur plus ou moins grande des urines en éléments fixes, qui sont, on peut le dire, les produits toxiques du liquide d'excrétion.

Nous empruntons à la thèse de Biar (p. 24) les deux analyses suivantes :

Urine de l'Uretère		*Urine de la Vessie*
1ʳ Jour : Densité : 1001 (traces d'urée)	—	Densité : 1014 (12 gr. 40 d'urée)
2ᵉ jour : Densité : 1002 (3 gr. d'urée)	—	Densité ; 1008 (8 gr. urée)

Ici la différence de densité était due très probablement à la différence d'urée contenue dans les deux urines.

Dans le tableau dressé par M. Le Dentu, dans lequel est figurée l'analyse complète de l'urine émise par le méat urétéral artificiel, la densité de cette urine a varié pendant 8 jours, de 1010 et 1013, densité peu inférieure à la normale, toutes choses égales d'ailleurs.

Dans le cas de Pozzi, où les deux reins étaient sains, la densité de deux urines, dans cinq analyses, a été à peu près égale l'une à l'autre.

Les éléments nobles, si on peut ainsi dire, de l'urine, sont plus importants à connaître, et surtout leur rapport dans les deux voies d'excrétion. Nous ne pouvons mieux faire que reproduire les deux tableaux dus, le premier à M. le professeur Le Dentu, le second à M. Pozzi; on verra en effet que l'excrétion de tous les produits solubles de l'urine sont rendus aussi bien par l'urèthre que par l'uretère ou le rein fistuleux. Mais pour ne pas tomber dans des redites, nous préférerions rapporter ce tableau plus loin. Ce que nous ferons dans la deuxième partie de ce travail.

Il nous reste à dire quelques mots sur une dernière question qui nous paraît mériter l'attention. C'est celle qui a trait à l'élimination des médicaments ou des substances chimiques quelconques par les deux voies d'excrétion.

Nous avons très peu de notions sur ce sujet; néanmoins quelques essais ont été faits de ce côté, qui paraissent particulièrement intéressants à être reproduits ici.

L'élimination des produits chimiques se fait, on le sait, soit en nature, soit encore en corps ayant subi un dédoublement dans notre organisme.

Le salicylate de soude, en particulier, se range parmi la première classe; même chose pour l'iodure de potassium.

Ces deux substances chimiques ont donc servi à cet effet.

Dans le cas de M. Le Fort (1) le salicylate de soude administré à son malade était éliminé, comme les analyses le témoignent, aussi bien par la voie normale, que par la fistule lombaire et iliaque. Les analyses qualitatives faites à plusieurs reprises ont montré la présence du salicylate de soude dans l'urine.

La quantité éliminée n'a pas été dosée; mais cela importe peu, car nous ne savons pas qu'elle est la quantité de salicylate de soude utilisée dans l'économie et celle rendue par les reins. Dans une observation due à M. Monod et rapportée dans la thèse de Brodeur (p. 276), dans laquelle il s'agissait d'une fistule urinaire abdominale, la contre-épreuve fut faite. On administre du salicylate de soude, et quelques heures après on décèle sa présence dans l'urine de la vessie, mais sans trace aucune dans celle de la fistule. Quelques jours après on fait prendre à ce même malade de l'iodure de potassium. Même constatation: l'iodure est éliminé par les urines de la vessie, et fait défaut dans celles de la fistule.

La néphrectomie pratiquée au bout d'un certain nombre de jours fit voir de la façon la plus nette, une altération profonde du rein en rapport avec la fistule.

______

(1) *Loc. citato*.

Tels sont les quelques faits relatifs aux analyses comparatives des urines excrétées par les deux voies, que nous avons cru utile de rapporter.

Tous ces faits, joints à ceux qui ont trait sur la non-légitimité d'une néphrectomie dans le cas de rein sain, nous poussent donc à soutenir davantage notre opinion, et à plaider en faveur d'une opération palliative, telle que la création d'un méat urétéral artificiel dans un cas donné, comme nous essaierons de le démontrer plus loin, et à rejeter d'emblée toute extirpation rénale dont le parenchyme est intact ou légèrement atteint, où la fonction rénale, en d'autres termes, est encore possible.

Car, s'il y a infirmité avec un méat urétéral, il y a menace de mort avec un seul rein.

CHAPITRE IV

———

Indications opératoires

Il semble qu'une opération si nouvelle ne comportât avec elle, qu'un très petit nombre d'indications à l'intervention chirurgicale. Mais il en est de l'opération du méat urétéral artificiel comme de tant d'autres; à mesure qu'on avance, on reconnaît une foule d'avantages qu'on ne soupçonnait pas jusqu'alors.

D'une façon générale, tout obstacle survenant aux canaux excréteurs supérieurs de l'urine, qui menace, par sa durée, la fonction rénale et par conséquent l'organisme tout entier, est passible, croyons-nous, de l'intervention chirurgicale. Mais cette intervention n'est pas unique; elle comporte plusieurs modes selon les cas. Si l'entrave à l'excrétion urinaire a lieu, et si les moyens chirurgicaux non sanglants, tels que le cathétérisme de l'uretère, qu'il soit fait d'une façon ou d'une autre, ont été mis en usage; si d'autre part l'insuccès a été complet avec tous les moyens dont on dispose, alors il y a lieu d'entreprendre autre chose, et au plus bref délai, car nous avons supposé que le malade est en danger. Il faut, au plus tôt, intervenir, car le péril est imminent. Nombreuses donc sont les indications où l'intervention est nécessaire.

Toutes ces indications n'ont pas été, naturellement, étudiées jusqu'ici, car les cas d'obstruction des voies urinaires supérieures sont relativement rares. Celles plus fréquentes, méritent, croyons-nous, une mention, car, nous le répétons, ce sont celles avec lesquelles le chirurgien sera mis, le plus souvent, en présence. Nous allons, dans ce chapitre, passer en revue les cas dans lesquels on se trouve forcé d'entreprendre l'opération du méat urétéral, faute d'autre opération palliative pouvant venir au-devant du danger.

Nous aurons donc à parler, en quelques mots, des indications de l'intervention dans le cas de cancer de l'utérus, dans les fibromes utérins, dans le cancer de la vessie, et dans les ruptures complètes de l'uretère. Ces seules grandes indications nous occuperont uniquement. Nous laisserons de côté les quelques autres cas qui peuvent se présenter en clinique et mériter la création d'un méat urétéral artificiel.

A. Indication du méat urétéral dans le cancer de l'utérus

L'anurie par compression des uretères par des masses cancéreuses de l'utérus est une indication formelle du méat urétéral artificiel, dans le cas où ces masses sont inopérables et où tous les moyens mis en usage ne peuvent suffire à lever l'obstacle au passage de l'urine. Il est, en effet, facile à prévoir que l'obstruction urétérale qui survient dans ce cas comporte avec elle un pronostic des plus fâcheux. Il est donc indispensable d'intervenir au plus tôt, si on ne veut assister à des désastres.

L'oblitération de l'uretère, dans le cas de cancer de l'utérus, peut reconnaître plusieurs causes : elle est due, soit à ce que ce canal a été englobé dans ces masses cancéreuses dont nous parlions tout à l'heure, et l'oblitération est, dans ce cas, simplement mécanique, soit encore par l'effet de propagation du néoplasme sur les parois même de l'uretère, ce dernier cas étant le plus rare. Cette oblitération urétérale peut avoir lieu à toutes les périodes du cancer de l'utérus ; et l'on comprend que si une néoplasie utérine a débuté, ce qui est très rare, aux confins de la portion, qu'on pourrait appeler utérine, de l'uretère, la diminution du calibre de ce conduit se fera de bonne heure. Dans d'autres cas, au contraire, ce qui se voit d'ailleurs le plus fréquemment cette, obstruction se fera à une période avancée de l'évolution du cancer utérin ; et, c'est alors même que le dégagement, en quelque sorte, de ce canal au milieu des bourgeons épithéliomateux qui l'étreignent, sera impossible.

C'est une prolongation de la vie, une survie suffisante qu'on se propose, en ce faisant, de donner à ces malheureuses femmes. Il est donc légitime de penser qu'une telle survie, ne fût-ce que de quelques mois, de quelques semaines même, est préférable que d'assister en spectateur impassible, à une mort aussi brutale que celle de l'anurie. Que faisait-on, en effet, jusqu'aujourd'hui, devant une suppression complète d'urine de cause mécanique, comme c'est le cas ici? La chirurgie n'avait pas encore de ressource nécessaire pour parer aux accidents que nous avons signalés; la mort à brève échéance était fatale.

S'il nous est permis de rappeler des chiffres cités par quelques auteurs, sur la gravité de l'anurie par cancer de l'utérus, nous dirons, que dans 51 autopsies de vieilles femmes ayant succombé au cours d'une complication de cet organe, Caron et Feré (1) ont trouvé : 21 cas, où il y avait obstruction de l'uretère, par compression de ce conduit, de deux côtés, et 19 cas où l'oblitération était unilatérale. La proportion est donc considérable. Si d'autre part on dépouille les Bulletins de la Société anatomique on voit que l'obstruction urétérale dans un cancer de l'utérus non opéré, n'est relativement pas rare.

Une autre question est aussi importante à connaître, à côté de l'obstruction de l'uretère : nous voulons parler des lésions rénales consécutives à cette obstruction. Lancereaux (2) et les auteurs précédemment cités ont étudié cette question. Ces lésions sont par ordre de fréquence : la néphrite, l'hydronéphrose aseptique et non aseptique, suivant les cas, les abcès miliaires, etc.

(1) *Progrès médical*, 1883, p. 1040.
(2) *Ann. genit. urin.*, 1884.

Or, il importe avant tout de connaître ces conditions qui peuvent être, on le conçoit, des contre-indications à la création d'un méat urétéral artificiel. C'est donc pour cette raison que nous nous sommes permis de rappeler ces faits qui sont connus de tous.

Nous ne pouvons pas, d'autre part, établir la relation de ces lésions rénales avec l'obstruction urétérale, et dire que dans tel ou tel cas d'oblitération du conduit excréteur de l'urine, répond telle ou telle lésion du rein. Cela est très important, en effet, car suivant la lésion on pourra poser ou rejeter l'indication de l'intervention du méat. Car si on a affaire à une hydronéphrose aseptique au début, alors que les lésions ne sont pas profondes et que la portion essentielle du rein soit encore conservée, dans ce cas l'opération est indiquée. De même que si on soupçonne des lésions suppuratives peu intenses de la substance rénale, dans ce cas encore on pourra utilement intervenir. Par contre si les lésions du rein sont étendues et graves, alors, on comprend que la création d'un méat urétéral cutané n'apporterait qu'un soulagement momentané. Nous ne savons même pas si dans ce dernier cas l'opération chez une malade dont l'insuffisance rénale est établie depuis quelque temps, nous ignorons, disons-nous, si le shok opératoire n'aggraverait pas la situation et ne précipiterait pas le dénouement.

Examinons, enfin, une dernière question : A quel moment de l'anurie doit-on intervenir. Y a-t-il des inconvénients sérieux à entreprendre l'opération tard ? La réponse ne peut être catégorique, car cela dépend

d'une foule de conditions: de l'état local des voies urinaires, antérieur à l'obstruction urétérale; de l'état
général de la malade, etc., etc. Mais si on se reporte à ce
qui se produit chez les malades atteints d'anurie calculeuse, où cette anurie peut durer parfois jusqu'à trois
semaines, on peut dire que dans le cas d'anurie par
compression de l'uretère dans le cancer utérin, l'intervention sera couronnée d'autant plus de succès qu'elle
aura lieu plus tôt.

B. Indication du méat dans les fibromes de l'utérus

A côté du cancer nous placerons les fibromes utérins
également inopérables. Dans le cas de fibromes volumi-
mineux enclavés dans le bassin et ayant des rapports
plus ou moins directs avec les conduits vecteurs de
l'urine, l'art ne peut intervenir pour lever l'obstacle à
l'excrétion de l'urine. La variété des tumeurs fibreuses
de l'utérus qui est le plus fréquemment accusée de com-
primer les uretères, c'est la variété dite pelvienne comme
l'appelle Pozzi. Mais d'autre part ces canaux peuvent
être comprimés dans toute autre condition; ils peuvent
l'être dans leur portion pelvienne, par le volume exces-
sif de la tumeur utérine : Dans ces deux cas les consé-
quences, on le comprend, seront fâcheuses; l'aboutis-
sant final serait l'effacement plus ou moins complet de
la lumière des uretères avec tous ses effets funestes.

D'autres fois la compression aura lieu sur la vessie,
soit par suite du volume considérable de la tumeur,
soit par certaines variétés de fibromes, et surtout par

la marche ultérieure d'un fibrome qu'on n'a pu, pour une raison ou pour une autre extirper. Dans une troisième catégorie se placent les compressions, qui se font du côté de l'urèthre par la tumeur utérine elle-même.

Dans ces trois conditions se réalisent des phénomènes de compression qui peuvent produire des désordres temporaires ou définitifs du côté des reins, avec l'insuffisance rénale consécutive. Ces faits sont connus aujourd'hui depuis les travaux de Morphy (1), de Jude Hue (2), de Milliot (3), de Fourestié (4), de Hanot (5). Tous ces auteurs ont signalé des cas d'urémie, entraînant la mort, due à la compression par des corps fibreux de l'utérus. Dans le cas de Hanot, en particulier, il y avait double hydronéphrose avec abcès miliaires du rein, et la tumeur de l'utérus avait contracté des adhérences avec les parois pelviennes, chose importante à noter, car il y a, dans ce cas, si la compression menace de durer, indication formelle à l'intervention pour faire devier le cours des urines.

La mort dans le cas de fibromes utérins comprimant les uretères peut arriver dans un laps de temps relativement court ? Nous notons, en effet, une observation de Moers (de Mulheim) dans laquelle il s'agissait d'un corps

(1) *London, Jour. of. Medic.* 1849.
(2) *Ann. Gynec,* 1875.
(3) *Thèse Paris,* 1875.
(4) *Gaz. Méd. Paris,* 1875.
(5) *Soc. Anat.* 1873.

fibreux de l'utérus ayant occasionné la mort par anurie, chez une jeune fille de 17 ans, en peu de temps (1).

Si nous avons rappelé tous ces faits, c'est pour montrer et insister sur la gravité de certains myomes utérins inopérables, et sur le peu de ressource que possédait jusqu'ici la chirurgie pour lever l'obstacle à l'émission des urines. La terminaison fatale devait arriver tôt ou tard et on devait assister à la mort de ces malheureuses femmes. Il est donc urgent d'intervenir pour donner libre accès aux urines. Le méat urétéral artificiel est, croyons-nous, formellement indiqué pour parer aux inconvénients de l'anurie. L'intervention doit être, ici, hâtive, pour aller au-devant des lésions du rein qui peuvent se faire à l'état latent. De sorte qu'un diagnostic précis s'impose pour éclaircir, d'une part, le phénomène compression, d'autre part, les lésions, s'il y en a, du rein, et surtout leur nature.

Pozzi, en 1884, écrivait ceci : « On ne peut que soupçonner une compression des uretères. » Mais si l'excrétion urinaire se fait encore insuffisamment, on pourrait, croyons-nous, reconnaître, tout au moins, l'état du rein. Une analyse exacte des éléments contenus dans l'urine, la toxicité des urines dans l'insuffisance rénale sont des éléments précieux pour le diagnostic. Mais, nous le répétons encore, si les lésions rénales étaient peu intenses, si on pouvait soupçonner que la substance sécrétante du rein est encore suffisante pour assurer la survie, l'indication de l'opération du méat

(1) *Berliner klinisch Wochensch.* 1880

peut encore avoir lieu. On se rappellera aussi que cette
survie peut être, dans les myomes utérins au cours
desquels on a donné libre accès à l'excrétion de l'urine,
elle peut être, disons-nous, considérable, l'évolution
des fibromes étant bien plus lente que celle du cancer
de l'utérus.

C. Indication du méat dans les tumeurs de la vessie

Les tumeurs de la vessie, malignes pour la plupart,
présentent, dans certains cas, une indication formelle
à la création d'un méat urétéral cutané. Quelques
explications sont nécessaires sur le siège de ces tumeurs
dans la vessie, et les désordres qu'elles peuvent produire du côté des reins et mettre ainsi en danger la vie
du malade.

D'après tous les auteurs le siège le plus fréquent des
néoplasmes vésicaux serait le trigone vésical ou plutôt
la totalité de la base de la vessie. Féré, Hein, Fenwick,
Guyon, cités par Albarran (1), indiquent le plus fréquemment ce siège. Pour M. Albarran, au contraire, il
y aurait prédominance des lésions du côté de la paroi
postérieure, et qui plus est, cette paroi postérieure serait
le plus fréquemment, le siège primitif des tumeurs
vésicales. Toutes ces données nous intéressent plus particulièrement, car, comme on le verra bientôt, par ce
siège même on explique les obstructions urétérales
qu'on observe dans certains cas.

(1) *Tumeurs de la vessie.* Paris, 1892, p. 49.

D'autre part, sur 107 tumeurs vésicales relevées par Féré, le siège primitif de la tumeur se serait fait 13 fois près de l'embouchure vésicale des uretères. Fenwick, cité par Albarran (*loc. cit.*) : sur 634 tumeurs de la vessie, 43 % siégeaient au niveau de l'uretère droit et 26 % au niveau de l'uretère gauche. On voit donc, par ces chiffres que nous n'avons pas besoin de multiplier, que le danger d'une tumeur vésicale est assez considérable, lorsque surtout cette tumeur siège au voisinage de l'orifice des uretères, car « plus de la moitié des tumeurs épithéliales présentent cette implantation péri-urétérale... »

Ceci dit, que reste-t-il à faire lorsqu'on se trouve en présence d'un de ces cas ayant envahi la zone circum-urétérale et menaçant, par l'obstruction plus ou moins prochaine, l'orifice des uretères? L'opération radicale telle que la pratique le professeur Guyon peut ne pas être suffisante pour parer aux inconvénients de l'obstruction. Il reste donc autre chose à faire, c'est ce qu'on s'imagina en Allemagne, Kuster (de Marbourg) (1) pratiqua l'extirpation vésicale dans un cas de cancer de la vessie et de la prostate et fit aboucher les uretères dans le rectum. Disons-le tout de suite, que Kuster préfère l'abouchement de l'uretère au rectum, à celui qu'on peut faire sur les parois abdominales. D'autres auteurs allemands ont entrepris des opérations à peu près semblables.

Bardenheuer (de Cologne), Pawlik de Prague, au dire

---

(1) 20ᵐᵉ Congrès de la Soc. Allem. de Chirurg., in Sem. méd., 8 avril 1891.

de M. Albarran, ont fait, tous deux, des extirpations plus ou moins complètes de la vessie pour tumeur de cet organe, et fait implanter les uretères sur le vagin. Nous renvoyons, pour plus de détails, à l'ouvrage déjà cité de M. Albarran. Ce que nous voulons dire, maintenant, c'est la difficulté des opérations de Kuster, Bardenheuer, Pawlik, etc.,et l'infirmité plus fâcheuse encore que celle que peut donner le méat urétéral artificiel cutané.

En effet, l'opération que Kuster exécuta sur son malade, c'est-à-dire l'abouchement de l'uretère dans le rectum, présente non seulement une difficulté extrême d'exécution, mais encore et surtout il n'est pas prouvé que le méat urétéro-rectal est possible au point de vue clinique. Nous voulons dire par là que l'implantation de l'uretère sur le rectum présente de sérieux inconvénients. Nous admettons, à la rigueur, la possibilité d'aboucher le canal excréteur dans l'intestin; mais la survie est-elle possible avec une semblable fistule. D'une part les résultats expérimentaux sont déplorables.Gluck, Zeller, Novaro, Tuffier, etc. n'ont jamais pu obtenir une survie suffisante chez les animaux chez lesquels on a abouché les uretères dans le rectum. Les résultats de Gluck et Zeller, en particulier, sont très défavorables. Mais il y a un plus grand écueil encore : c'est l'infection du rein plus facilement réalisable avec un méat urétéral rectal, qu'avec tout autre abouchement anormal de l'uretère. Ne sait-on pas, en effet, que le rectum est le séjour habituel d'une foule de micro-organismes, et du bacterium coli commune en particulier. Or cette dernière bactérie qui vit à l'état de saprophyte dans toute l'étendue de l'intestin, est la cause, sinon unique du moins la plus grande, de l'infection urinaire, comme les dernières recherches tendent à le démontrer..

D'autre part l'abouchement des uretères dans le vagin, outre l'infirmité dégoutante qu'il présente, se trouve être dans les mêmes conditions de receptivité microbienne que dans le cas précédent.

Pour toutes ces raisons donc on est en droit de dire que la greffe de l'uretère, à la région du flanc ou à la région lombaire, présente, sur les autres greffes, telles que celles des uretères dans le rectum ou dans le vagin, une supériorité incontestable, et que par conséquent elle doit être préférée dans le cas d'obstruction urétérale, par cancer de la vessie.

D. Indication du méat dans les blessures de l'uretère

La grande indication du méat, la plus importante peut-être, celle pour laquelle l'opération du méat cutané présente un réel intérêt, c'est, sans contredit, la section complète de l'uretère.

Les cas de rupture du conduit excréteur de l'urine peuvent se rencontrer dans différentes conditions. Tantôt il s'agit d'un traumatisme direct sur la partie moyenne du canal, tel qu'un coup de couteau, une forte contusion de l'abdomen, etc. Tantôt, et c'est ce qui est le plus fréquent, il s'agit d'une blessure de l'uretère dans le cours d'une opération abdominale, et en particulier, comme l'a signalé Terrillon dans le cas d'extirpa-

tion de tumeur implantée dans l'épaisseur des liga-
ments larges (1). Les observations de ce genre sont assez
nombreuses aujourd'hui, et bien connues de tous les chirurgiens.

Or, quelle était la conduite de l'opérateur qui se
trouvait en présence d'une rupture récente de l'uretère?
On sait le cas, devenu classique, de Simon d'Heidelberg
qui fit, séance tenante, l'extirpation du rein correspondant. D'autres chirurgiens ont imité Simon, et ne se
préoccupaient nullement de l'état du rein. Les ressources
chirurgicales faisaient défaut et par conséquent il fal-
lait à tout prix interrompre le cours des urines du côté
de l'uretère blessé. Nous avons assez dit, plus haut,
ce que l'on devait penser de la néphrectomie toutes les
fois que le rein était sain, pour ne plus y revenir. Mais
il faut le dire, si l'extirpation rénale dans les cas
que nous mentionnons était l'opération de choix jusqu'ici, c'est parce qu'une opération quelconque permettant l'existence possible, manquait totalement.

Il était donc de toute nécessité d'intervenir d'une
tout autre façon tout en conservant le rein en rapport
avec l'uretère blessé. Nous connaissons déjà, pour en avoir
parlé plus haut, le cas de M. Pozzi qui posa nettement
les indications et qui fit aboucher l'uretère aux lombes
au .ieu d'extirper le rein correspondant. Le professeur
Laurenzi de Rome fit, paraît-il, de même dans un cas de
rupture de ce conduit dans le cours d'une extirpation
d'un kyste du mesentère.

(1) Ann. Genit. Urin., 1884, p. 20.

On a cherché, expérimentalement, et dans un petit nombre de cas cliniques, à réaliser la suture de l'uretère dans la section complète ou incomplète de ce conduit. Or dans les deux cas les résultats expérimentaux ont été défavorables, seule la suture de l'uretère dont la blessure n'intéresse qu'une partie de la paroi, est encore possible. Mais même dans ce cas, l'opération est minutieuse et peut être difficilement réalisable chez l'homme, malgré les quelques résultats favorables qu'on a signalés. Dans le cas d'urétérotomie, en effet, pour calcul de l'uretère, quelques auteurs comme Bardenheuer, Kirkam, Ralfe, etc., cités par Legueu dans sa thèse (Paris 1891), ont tenté la suture des parois de l'uretère après extraction du calcul. Ces cas sont au nombre de cinq ; or, sur cinq observations, il y a eu deux fistules et une mort ; les résultats sont, comme on le voit, peu satisfaisants. Si nous voyons, d'autre part, les recherches expérimentales qui ont été faites sur la suture des parois d'un uretère dont la rupture est complète, nous constatons que cette suture est complétement irréalisable. Les expériences de M. Tuffier sont absolument négatives sur ce sujet.

Il ne reste donc qu'une seule ressource, comme nous le disions plus haut, c'est l'abouchement à la paroi du flanc, du canal excréteur de l'urine. C'est la seule opération qu'on doit tenter dans ces cas, car à l'heure actuelle, il n'existe aucun moyen propre à parer aux inconvénients d'une blessure complète de l'uretère.

Telles sont les quatre grandes catégories d'indications

opératoires du méat urétéral artificiel. On voit par ce qui vient d'être dit, que l'intervention s'impose dans tous ces cas, car la vie du malade en dépend.

Mais à côté de ces indications se rangent une foule d'autres conditions qui méritent également qu'on y réfléchisse un peu, car, on le comprend il faut, de toute façon, donner accès au cours des urines, et c'est de là donc que découlent toutes les indications du méat.

CHAPITRE V

Contre-indications

Toute récente qu'elle soit, et malgré le petit nombre d'observations de méat urétéral artificiel dont nous disposons, cette opération présente des contre-indications opératoires qui nous reste à citer.

Il est, en effet, facile à concevoir que toute lésion rénale ou urétérale capable de mettre en danger la vie du malade, est par cela même, une contre-indication à l'intervention. Il ne suffit pas seulement de discuter l'opportunité d'une telle opération, mais il est encore nécessaire d'interroger l'état du rein ou de l'uretère qu'on se propose d'aboucher à la peau. Il faut, en d'autres termes, que le rein soit exempt d'altération profonde pouvant entraver sa fonction. Mais cette intégrité peut ne pas être absolue, car un rein légèrement malade peut non seulement avoir gardé sa fonction sécrétoire, mais même la recouvrer après l'intervention. Ce qui nous autorise à parler ainsi, c'est que quelques auteurs comme Nathan Bozeman, par exemple, ont préconisé le drainage artificiel du rein, dans le cas de suppuration de cet organe, par l'uretère. De sorte que la pyélonéphrite loin d'être une contre-indication, serait plutôt une indication à l'intervention, si, bien entendu, on soupçonne des lésions légères du rein. C'est d'ailleurs ce qu'on observe dans la taille rénale, ou la fistulisation du rein, guérit la pyélonéphrite.

Dans les cas, au contraire, où on diagnostiquera un rein profondément altéré par la suppuration on sera forcé de s'abstenir.

Même chose, si dans un cancer de la vessie ou de l'utérus, on soupçonne une généralisation du côté du rein coexistant avec l'anurie par compression.

Dans ce cas encore, l'idée ne viendra à aucun chirurgien d'entreprendre une opération qui, quoiqu'elle ne présentât aucun danger, cependant, en tant qu'opération, précipiterait le dénouement fatal.

L'hydronéphrose à une période très avancée de son évolution fera rejeter, d'emblée, l'intervention.

La néphrite interstitielle ou parenchymateuse, les néphrites toxiques ou infectieuses seront également des obstacles sur lesquels il faut compter.

Peut-être aussi la maladie kystique du rein, pourrait aussi empêcher l'intervention.

Du côté de l'uretère nous trouvons quelques affections qui pourraient faire discuter la légitimité ou la non légitimité de l'opération. En particulier nous voyons le cancer de cette affection. Mais le cancer de l'uretère, est, nous l'avons dit plus haut, extrêmement rare, de sorte qu'on n'aura pas souvent à compter avec cette éventualité.

Tous les cas de contre-indications à l'opération du méat, sont, nous le reconnaissons, plutôt théoriques.

Mais cependant nous devions les signaler pour attirer l'attention du chirurgien qui pose une indication du méat urétéral. Bien entendu les contre-indications sont des éventualités qu'on ne peut prévoir, et sur lesquelles le jugement seul du chirurgien peut être en éveil.

CHAPITRE VI

—

Manuel opératoire

L'opération du méat urétéral artificiel, avons-nous déjà dit, a été exécutée sur le vivant dans deux circonstances différentes. N'oublions pas également qu'elle a été entreprise sur le cadavre. Avant donc de donner un aperçu sur la manière de faire de chacun des auteurs, il nous paraît utile de rappeler, en quelques mots, la topographie de l'urétère dans sa portion abdominale, car nous n'avons à utiliser ici que la première portion de ce conduit, et c'est pour cette raison que nous passons sous silence la seconde partie ou partie pelvienne.

Nous n'avons pas, bien entendu, l'intention d'entrer dans des longs détails anatomiques, car l'histoire de l'uretère a été faite dans tous les livres classiques, et particulièrement dans les thèses récentes de Tourneur et Hallé. Nous n'avons qu'un désir, c'est de rappeler les points nécessaires pour l'intelligence de ce qui va suivre.

L'uretère, dans sa portion abdominale, a une longueur de 12 à 13 centimètres depuis son origine dans le bassinet jusqu'au point où elle pénètre dans le bassin, point qui, comme on le sait, a été bien délimité par les deux auteurs que nous venons de mentionner.

Cette première portion du canal se dirige, depuis son origine jusqu'à sa terminaison, verticalement et à peu près parallèlement à la colonne vertébrale. Elle est couchée, en quelque sorte, sur le psoas, entourée par un tissu cellulaire plus ou moins graisseux selon les individus, et est accolée contre le psoas par le péritoine qui la recouvre incomplètement.

Cette première portion est accompagnée par les vaisseaux spermatiques chez l'homme et utéro-ovariens chez la femme, ces derniers englobés, comme ce conduit, dans un tissu cellulo-graisseux ; de sorte que ces éléments constituent un cordon couché, comme on vient de le dire plus haut, sur le psoas.

Cette portion de l'uretère est donc distante des corps vertébraux de 3 à 3 c. 1/2, comme le dit Tourneur (1), point important en ce qui nous concerne. Il est évalué, d'après nos recherches, à deux travers de doigt.

Donc deux points importants à retenir : la longueur de l'uretère abdominal qui est de 12 à 13 centimètres et sa distance du milieu des corps vertébraux, qui est de 3 à 4 centimètres ou mieux, de deux travers de doigt environ. Le calibre de l'uretère est aussi intéressant, pour nous, à connaître. Il varie, d'après Tourneur (*loc. cit.*, p. 13), entre celui d'une plume d'oie et celui d'un crayon. Pour Hallé (2), il varie entre une plume de corbeau et une plume à écrire.

(1) Thèse. Paris, 1885.
(2) Thèse. Paris, 1887.

Jarjavay, dans son *Traité d'anatomie topographique* (p. 244) se contente de la mensuration du diamètre du conduit. Pour ce dernier auteur, ce diamètre serait de 4^{mm}.

Le diamètre de l'uretère pour Charpy (1) est de 6^{mm}.

On voit donc que ces diverses mensurations non seulement diffèrent entre elles, mais elles sont surtout peu pratiques. Nous aimerions mieux donner le calibre de l'uretère par le numéro d'une sonde quelconque qu'on peut avoir toujours sous la main.

D'après nos recherches cadavériques, nous évaluerons le calibre de l'uretère à celui d'une sonde n° 15 (filière Charrière), ce qui correspond à un diamètre de 5^{mm}. Sur quatre uretères, nous avons pu facilement passer une sonde n° 15; sur deux autres, nous n'avons pu introduire qu'un n° 14, ce qui correspond à un diamètre de 4^{mm} 3/4.

Sur un cadavre de vieillard exempt d'ailleurs de toute lésion de l'uretère, comme dans toutes nos recherches, l'uretère permettait facilement l'introduction d'une sonde n° 16 (5^{mm} 1/3). C'est donc une sonde n° 14 ou 15 qu'on aura à sa disposition pour le cathétérisme de l'uretère.

Il nous reste à parler d'un point également intéressant pour nous, à savoir l'épaisseur de la paroi de l'uretère. Elle est très mince, comme on le sait, mais suffisante, même à l'état d'intégrité du conduit, pour être traversée par une aiguille fine. Pour Charpy, cette paroi

---

(1) *Anat. des Org. génit. urin.*, p. 44.

aurait 1^{mm} d'épaisseur. Nous l'avons trouvée un peu supérieure à ce chiffre, dans deux cas sur six, de sorte qu'on peut considérer l'épaisseur de 1^{mm} comme à peu peu près normale chez tous les sujets. N'oublions pas non plus d'ajouter, ce que l'on voit, quelquefois, que le calibre et la paroi du conduit excréteur de l'urine peuvent avoir, dans quelques cas de compression de ce conduit, des proportions considérables; c'est là un élément d'une incontestable utilité en pratique, pour la recherche de l'uretère d'une part, et sa suture à la peau, d'autre part. Ces quelques notions anatomiques étant présentes à l'esprit, on peut facilement entreprendre l'opération du méat urétéral.

Deux voies ont été suivies pour l'abouchement de l'uretère à la peau : celle de la région latérale de l'abdomen et celle de la région postérieure. N'oublions pas non plus que M. Hayes Agnew conseillait aussi la région iliaque, mais qu'il n'a pas suivi ses propres conseils dans ses recherches cadavériques.

La première opération de meat urétéral artificiel, qui fut faite, on le sait, par M. Le Dentu a été exécutée sur la paroi du flanc; elle serait, pour notre maître, la voie la plus facile et celle qui répond mieux aux exigences pratiques.

Voici, comment ce dernier auteur conseille de faire : On pratique une grande incision oblique du flanc, et décollant le péritoine on arrive jusqu'au point où l'uretère est croisé par les vaisseaux spermatiques ou utéroovariens. Après avoir isolé ce conduit avec « précaution » ou le saisit au moyen de deux pinces hémostiques le « plus bas possible, et on coupe le conduit avec des ciseaux, entre ces deux pinces (Le Dentu). Cela fait, il ne reste plus qu'à attirer le bout rénal de l'uretère au niveau de la plaie et l'y fixer par quatre points de suture au crin de Florence, comme l'a fait M. Le Dentu. Après la suture profonde des muscles de la région, on introduit dans l'uretère « un tube de caoutchouc non fenêtré » qui plonge, à travers le pansement, dans un urinal. (loc. cit. P. 804).

Tel est, en quelques mots, le procédé qu'a suivit le professeur Le Dentu. On le voit, ce n'est que le premier temps de l'opération, c'est-à-dire la recherche de l'uretère, qui présente une certaine difficulté ; les autres temps sont d'une simplicité extrême. Quant au fragment inférieur de l'uretère sectionné, il est abandonné au fond de la plaie, après sa ligature préalable au catgut ou à la soie.

Le procédé de M. Pozzi diffère un peu de celui de M. Le Dentu. Il diffère par la région sur laquelle se voit l'orifice cutanée de l'uretère. Quant au manuel opératoire qu'il exécuta sur sa malade, il ne peut être décrit ici parce que le cas de M. Pozzi était complexe, comme on le verra par la suite. Tout ce que nous devons savoir c'est que ce dernier auteur a fait l'abouchement de l'uretère non plus à la région latérale de l'abdomen, mais à la région postérieure à quelques travers de doigt de la ligne médiane. Disons, aussi, que l'incision qu'il a faite au niveau de cette région était transversalement dirigée et non oblique comme dans l'opération de M. Le Dentu.

Tel est donc, en quelques mots, la manière de faire de ces deux auteurs.

Les recherches cadavériques de Hayes Agnew et celles que nous avons entreprises nous-mêmes, confirment les données fournies, au point de vue opératoire, par les deux cas que nous venons de signaler.

Hayes Agnew employa, sur le cadavre, un procédé qui nous paraît relativement compliqué, dans quelques points, tout au moins. On peut, croyons-nous, aboucher l'uretère au flanc ou à la région lombaire sans trop compliquer l'opération.

Voici comment ce dernier auteur décrit le procédé qu'il suivit pour la recherche de l'uretère par la voie extrapéritonéale : Incision de la paroi abdominale commençant à un pouce au-dessous de la dernière côte, et se terminant à deux pouces de l'épine iliaque antérieure et supérieure. « Après avoir divisé la peau, le fascia su-
« perficialis, les fibres des muscles oblique externe et
« oblique interne ainsi que du transverse, on arrive au
« tissu sous péritonéal de la fosse iliaque ; on détache
« soigneusement la séreuse jusqu'à ce que l'on soit ar-
« rivé au niveau de l'artère iliaque primitive. A la bifur-
« cation de cette artère on trouve alors l'uretère, on le
« suit et on le sectionne aussi *près que possible de la*
« *vessie*, après avoir jeté deux ligatures, la plus inférieure,
« au catgut ». Plus loin il ajoute « Pour empêcher la
« traction de l'uretère, on fait ensuite une *ponction* à
« travers les parois abdominales à peu de distance de
« l'angle supérieur de la plaie cutanée, et, au moyen
« d'une sonde liée aux fils de la ligature supérieure pré-

« cédemment décrite, on conduit ainsi l'uretère à tra-
« vers l'ouverture faite par la ponction. Il ne reste plus
« qu'à détacher le fils de l'uretère et à suturer ce dernier
« à la peau ».

Ce dernier point du chirurgien américain nous paraît
un peu compliqué et inutile dans l'espèce. Car on pourrait tout aussi facilement attirer l'uretère au dehors par
la plaie qui a servi à la recherche de ce conduit, comme
l'a fait Le Dentu, et non pas s'évertuer à ponctionner la
peau et produire ainsi plusieurs traumatismes.

Un autre argument contre la manière de faire de
Hayes Agnew, c'est la section trop basse de l'uretère
que cet auteur pratique. Cela nous paraît peu utile : un
tronçon d'uretère de 10 à 12 c. est amplement suffisant
pour attirer au dehors sans crainte de tractions trop
fortes.

Les recherches que nous avons exécutées sur le cadavre nous ont démontré, en effet, que le chemin le plus
simple pour découvrir l'uretère dans sa portion abdominale ce sont, soit le flanc, soit la région postérieure
de l'abdomen. La première de ces voies nous paraît
la meilleure. C'est celle que nous avons suivie. Nous
avons opéré de cette façon sur une faible étendue de
l'uretère, et nous étions par conséquent à l'écart des
organes essentiels de l'abdomen, des gros vaisseaux en
particulier.

Nos dissections ont porté sur des sujets adultes à
tissu cellulo-graisseux sous-cutané, de quantité moyenne.
Nous avons fait cette opération cinq fois et nous pouvons le dire, dès maintenant, quatre fois nous avons

réussi à découvrir l'uretère sans grande difficulté. Nous avons donc procédé de la façon suivante ; on place le sujet dans une situation intermédiaire au decubitus dorsal et au decubitus latéral. On fait une incision verticale sur les téguments du flanc, de 5 à 6 c. d'étendue et à un travers de doigt de la onzième côte. Cette incision se prolonge jusqu'à 1 c. environ de la crête iliaque.

Après avoir ainsi incisé, la peau, le tissu cellulaire et les fibres musculaires de la région, on arrive sur un tissu plus ou moins graisseux qu'on reconnaît être le tissu sous-péritonéal. Deux écarteurs profondément placés écartent tous ces tissus. On introduit alors l'index au fond de la plaie, on décolle le péritoine et on arrive à sentir le muscle proas et les apophyses transverses sous-jacentes des vertèbres ; en se guidant ainsi, toujours par l'index, on se dirige du côté des corps vertébraux ; une fois ces corps reconnus on se reporte un peu en dehors sur une étendue de deux travers de doigt environ et parallèlement à la colonne vertébrale et on sent ainsi un cordon aplati. Il peut arriver, néanmoins, que pendant qu'on effectue le décollement du péritoine, la séreuse emporte avec elle l'uretère, ce qui complique la recherche, mais en tâtonnant un peu on finit presque toujours à retrouver ce conduit et à le décoller du péritoine avec lequel il est faiblement uni à lui.

Si l'incision cutanée est petite, et gêne la recherche du canal excréteur de l'urine, par son étroitesse, on n'aura qu'à prolonger l'incision au delà de la crête iliaque, comme l'a fait M. Le Dentu. Dans nos dissections, nous n'avons eu qu'une seule fois l'occasion de prolonger cette incision.

Cela fait on attire au dehors l'uretère, on passe une ligature, au catgut, le plus bas possible, et le fragment rénal est maintenu au dehors au moyen d'une pince à forcipressure. Il ne reste plus qu'à faire la suture de la plaie. On introduit après une sonde n° 14 ou 15 (filière Charrière) et on assiste ainsi à l'écoulement de l'urine. On enlève alors la sonde et on suture la paroi de l'uretère à l'angle inférieur de la plaie, par quatre points au crin de Florence comme l'a fait M. Le Dentu, ou au fils de soie suivant la conduite de M. Pozzi. La suture se fera au moyen d'une aiguille fine, et on intéressera, sans danger aucun, toute la paroi du conduit.

Nous avons dit plus haut qu'on doit faire la ligature du bout vésical de l'uretère, et nous insistons encore, car dans certains cas de nephrectomie où cette ligature a été négligée, l'urine de la vessie, malgré l'assertion des physiologistes qui admettent le contraire, refluait par ce bout. On comprend alors tout le danger qu'il y aurait dans ce cas.

Cette digression étant faite, on doit après la suture de l'uretère à la peau, introduire, comme tout à l'heure, une sonde n° 14 et 15, qui doit rester en place pendant un certain temps après l'opération. Il est d'importance capitale de s'assurer du bon fonctionnement de la sonde, et de l'écoulement normal de l'urine, car des accidents graves peuvent en résulter dans le cas contraire.

Simzine de Moscou (1) a observé, en effet, chez un

(1) *Mercredi Médical*, 1891. Mars.

garçon de 12 ans atteint d'exstrophie vésicale, qu'une sonde ne permettant qu'un écoulement irrégulier de l'urine, produisait des douleurs rénales dûes à la pression, en amont, par l'accumulation de l'urine. La contre-épreuve consistait soit à retirer la sonde, soit à placer dans l'uretère une sonde d'un calibre permettant la libre émission de l'urine. Nous mêmes avons observé certains accidents, chez notre chien à qui nous avons introduit une sonde trop volumineuse. Le lendemain de l'expérience nous remarquons un œdème des parois de l'uretère et l'excrétion peu considérable de l'urine. Nous plaçons alors une sonde d'un calibre inférieur à celui de la première et l'écoulement alors reparaît et se fait régulièrement.

La sonde qu'on introduit dans l'uretère aussitôt après l'opération ne peut être que temporaire; elle ne sert que pendant les premiers jours qui suivent l'intervention; une fois la cicatrisation de la plaie faite et le pansement enlevé, l'urine peut être reçue directement dans un appareil approprié.

Ces appareils ou urinaux comme on les appelle communément peuvent être de diverses sortes. Leur forme varie selon les exigences du malade. Mais la condition nécessaire et indispensable, c'est qu'ils s'appliquent exactement au pourtour de l'orifice cutané de l'uretère, et surtout, chose importante à noter, qu'ils soient construits de telle sorte qu'ils puissent être minutieusement et facilement désinfectés par les substances antiseptiques, et incapables d'être attaqués par ces substances. Ce dernier point mérite une grande surveillance, car il imporle avant tout de voiller à l'infection de l'uretère et par conséquent du rein: la porte est toute ouverte, en effet, pour la pénétration des micro-organismes.

Nous n'avons pas à parler de ces appareils, mais nous dirons seulement que celui qui a été construit d'après les conseils de M. Le Dentu présente tous les avantages que nous signalions plus haut; la description de cet appareil est fort bien exposée dans l'ouvrage cité, et nous y renvoyons le lecteur (Loc. cit. P. 810).

Lilienfeld, d'autre part, a présenté, un appareil pour fistules du rein, à la Société de médecine berlinoise dans sa séance du 17 mars 1886, appareil qui, nous croyons, pourrait être utilisé pour le méat urétéral artificiel. Il se compose d'un tube à drainage muni de trous très petits, de façon à empêcher l'introduction de corps étrangers. Ce tube est relié par une vis à un autre tube en caoutchouc durci; dans ce dernier il existe une soupape qui permet à l'urine de s'écouler sans qu'une seule goutte puisse refluer. A l'aide d'un robinet qui se trouve à l'extrémité libre du deuxième tube, on peut évacuer l'urine à volonté.

DEUXIÈME PARTIE

PIÈCES JUSTIFICATIVES

Observations — Expériences

CAS DE M. LE PROFESSEUR LE DENTU

Femme de 33 ans, opérée seize mois auparavant d'hysterectomie vaginale totale pour cancer de l'utérus.

Au bout de ce temps survient une récidive néoplasique sous forme de masses cancéreuses siégeant sous le péritoine au voisinage des urétères.

Le 16 juillet 1889, une anurie complète apparaît. Cette anurie est bientôt accompagnée de vomissements incessants. Le diagnostic d'urémie s'imposait donc. Ces phénomènes s'empirant et l'anurie persistant, M. Le Dentu se décide d'intervenir aussitôt pour donner libre cours aux urines.

L'opération du méat urétéral artificiel fut entreprise le 23 janvier, c'est-à-dire une semaine après le début de l'anurie. Elle a été pratiquée comme il a été dit plus haut, dans le chapitre *Manuel opératoire;* nous n'avons pas à y revenir.

L'opération une fois terminée on introduit un tube à drainage dans l'uretère et on assiste à l'écoulement de l'urine. On en recueille une certaine quantité pour être soumise à une analyse chimique (1).

Dès le jour même de l'opération, l'excrétion de l'urine se fait normalement. Le lendemain et le surlendemain la quantité d'urine émise par 24 heures a été de 1300 grammes environ.

Rien de bien spécial à noter du côté de la plaie cutanée. L'état local, en un mot, est parfait. Mais l'état général paraît atteint : la malade, en effet, présente, quelques jours après l'opération, une

(1) Voir le tableau de l'analyse p. 70 et 71.

diarrhée abondante « due sans doute à l'irritation intestinale par
« les masses cancéreuses qui l'enveloppent. » Par suite de cette
diarrhée un affaiblissement général s'empare de la malade. Cet
état continuant et la plaie étant dans de très bonnes conditions, la
malade meurt au bout de 13 jours après l'opération.

Autopsie faite par M. Le Dentu. La plaie cutanée n'est pas cicatrisée complètement. A l'ouverture du ventre on trouve le petit
bassin rempli par des masses cancéreuses de nature encéphaloïde.
Ces masses empiétaient sur la veine cave et l'aplatissaient ; mais
le calibre de ce vaisseau n'était pas oblitéré. Les deux veines
rénales étaient au contraire complètement obstruées par un caillot
a dont la formation remontait sans doute à deux ou trois jours,
« car, depuis deux ou trois jours aussi, la sécrétion urinaire s'était
« ralentie, puis de nouveau entièrement suspendue. »

L'extrémité du rein gauche (côté opéré) recouvre l'uretère dans
sa nouvelle situation qu'on l'a placé lorsqu'il a fallu l'attirer au
dehors pour le suturer à la peau. Le calibre de ce conduit est par-
tout intact. « *Dans aucun point ses parois n'étaient frappés de*
« *mortification* ni même exulcérées superficiellement. » On
trouve le bout inférieur de l'uretère et on constate une goutte de
pus au voisinage de la section de ce bout inférieur. Pas de suppuration nulle part.

Examen histologique des reins, pratiqué par M. Albarran,
chef de clinique de la Faculté : Les reins sont légèrement dimi-
nués de volume. Aspect macroscopique analogue de deux reins.
Ils adhèrent à leur capsule par quelques tractus fibreux.

A la coupe les substances médullaire et corticale paraissent saines ;
leur épaisseur est à peu près normale. Aspect également normal
des calices et du bassinet. Pas trace de congestion de leur muqueuse.

Au microscope on constate du tissu conjonctif de néoformation, de date ancienne. Du côté gauche on observe, en outre, au
niveau de la substance corticale, un foyer d'inflammation récente.
Le tissu conjonctif néoformé de la substance corticale siège plutôt
entre les tubes urinifères. Les glomérules sont, pour la plupart,
dilatés. On trouve également du tissu conjonctif sous la capsule,

disposé « en couches feuilletées. » Parfois on observe des glomérules tout à fait à l'état fibreux. Les vaisseaux sont aussi atteints,
par places, d'endartérite et de pari-artérite. — L'examen histologique des veines n'a pu être fait.

Telles sont les lésions communes aux deux reins, révélées par
l'examen histologique. Voyons maintenant les particularités que
chacun des deux reins a présentées.

Rein gauche (côté de la greffe urétérale) : On y rencontre un
petit foyer de tissu conjonctif embryonnaire « intertubulaire » et
autour des glomérules. A ce niveau, altération de l'épithélium
des tubes contournés. — Substance médullaire absolument intacte. Pas de pyélonéphrite.

Rein droit : Rien de bien spécial à part les altérations qu'on a
décrites plus haut.

Quant à l'examen bactériologique, il a montré à M. Albarran
quelques grandes bactéries « sans localisation déterminée, et pro-
« bablement dues à un commencement de putréfaction. » Aucun
autre micro-organisme. En somme on a affaire, dans ce cas, à
une néphrite peu avancée dans son évolution, mais n'ayant aucun
rapport ni avec l'utérus, ni surtout avec l'opération. La lésion
du rein qu'on a constatée à l'examen microscopique était donc
antérieure à l'intervention chirurgicale et indépendante des
complications du tissu sous-péritonéal décrites plus haut.

Tout ce que nous devons retenir ici, c'est que les
lésions *récentes* du rein dont l'uretère était greffé à la
peau, faisaient totalement défaut. Toute altération rénale
ou urétérale pouvant incriminer l'opération du méat
uretéral artificiel, était donc à écarter.

Nous verrons également dans l'observation suivante
que, malgré une longue survie, le rein en rapport avec
l'extérieur par l'intermédiaire de son uretère fistuleux,
est resté complètement indemne.

VOICI LE TABLEAU DES ANALYSES DES URINES RENDUES PAR LE MÉAT URÉTÉRAL ARTIFICIEL (Cas de M. Le Dentu)

	23 JANVIER — 1re Urine (sanguinolente)	23 JANVIER — 2e Urine (pure)	24 JANVIER — Mercredi à Jeudi	25 JANVIER — Jeudi à Vendredi	26 JANVIER — Vendredi à Samedi	28 JANVIER — Dimanche au Lundi	29 JANVIER — Lundi au Mardi	30 JANVIER — Mardi au Mercredi	31 JANVIER — Mercredi à Jeudi	1er FÉVRIER — Jeudi à Vendredi
Éléments	»	»	»	»	»	»	»	»	»	Urine provenant de la vessie.
Volume	»	»	400cc + perte.	1300cc	900cc	700cc + perte.	800cc	800cc	Non indiqué.	45 cent. cubes.
Couleur	Jaune rougeâtre	Jaune légèrement rosé.	Jaune paille.	Jaune ambré.	Jaune ambré assez accentué.	Ambrée légère.	Jaune paille.	Jaune ambré assez accentuée.	Jaune ambré assez accentuée.	Jaune ambré.
Aspect	Trouble.	A peu près transparent.	Transparent après repos.	A peu près transparent.	Un peu trouble.	Un peu trouble.	Trouble.	A peu près transparent.	Très trouble; ne s'éclaircit pas.	Trouble; ne s'éclaircit pas.
Dépôt	Rougeâtre assez abondant.	Floconneux jaunâtre peu abondant.	Blanchâtre peu abondant.	Blanchâtre et grenu assez abondant.	Blanc jaunâtre assez abondant.	Blanchâtre assez abondant.	Blanchâtre et grenu assez abondant.	Blanc jaunâtre et grenu assez abondant	Jaunâtre et grenu assez abondant.	Blanchâtre abondant.
Odeur	Très peu accentuée.	Très peu accentuée.	A peu près nulle.	Peu accentuée; rien d'anormal.	A peu près normale.	Très légèrement aigre	Accentuée et légèrement anormale.	Très légèrement aigre.	Rien d'anormal.	Légèrement fétide et ammoniacale.
Consistance	Fluide (mousse).	Fluide.	Fluide (mousse).	Fluide.	Fluide (mousse).	Fluide (mousse).	Fluide (mousse).	Fluide (mousse).	Fluide.	Fluide.
Réaction	Acide.	Acide.	Franchement acide.	Franchement acide.	Franchement acide.	Franchement acide.	Franchement acide.	Franchement acide.	Franchement acide.	Franchement alcaline. (ammoniacale).
Densité	1011	1010	1010	1011	1013	1012	1011	1011	1012	1010

	23 JAN 1re Urine PAR LITRE	23 JAN 2e Urine PAR LITRE	24 JAN PAR LITRE	24 JAN PAR 24 HEURES minimum	25 JAN PAR LITRE	25 JAN PAR 24 HEURES	26 JAN PAR LITRE	26 JAN PAR 24 HEURES
Matières organiques	12r92	9r51	15r70	6r08	17r70	23r01	16r20	17r28
Sels minéraux	7,70	7,00	7,50	8,00	8,00	10,10	8,90	0,21
Total des substances fixes	20,62	17,14	22,90	9,08	23,70	33,41	20,10	23,40
Urée	6,87	4,57	8,50	8,40	11,28	12,09	14,75	12,88
Acide urique	»	»	»	»	0,400	0,580	0,25	0,288
— phosphorique	»	»	1,215	0,486	1,422	1,840	1,748	1,578
Chlorure de sodium	6,70	6,40	5,00	2,12	4,70	6,11	4,80	4,69
Albumine	1,890	1,440	0,440	0,178	0,300	0,300	0,890	0,288
Glycose	»	»	»	»	»	»	»	»
Pigments biliaires	»	»	»	»	»	»	»	»
Examen microscopique	Hématies abondantes. Rares leucocytes	Hématies assez fréquentes. Rares leucocytes. Très rares globules gras.	Assez abondants cristaux d'acide urique incolores. Quelques leucocytes. Hématies. Assez fréquents cylindres muqueux.		Acide urique assez abondant. Rares leucocytes. Hématies décolorées assez abondantes. Assez fréquents cylindres grêles et granuleux.		Abondants cristaux d'acide urique incolores. Rares leucocytes. Très rares hématies décolorées. Quelques fragments de cylindres granuleux.	

	28 JAN PAR LITRE	28 JAN PAR 24 HEURES (minimum)	29 JAN PAR LITRE	29 JAN PAR 24 HEURES	30 JAN PAR LITRE	30 JAN PAR 24 HEURES	31 JAN PAR LITRE	1er FÉV PAR LITRE	1er FÉV VOLUME RENDU
Matières organiques	22r90	15r54	20r00	16r72	21r20	16r96	19r20	14r80	0r666
Sels minéraux	4,90	3,43	4,80	0,41	4,70	3,76	4,00	2,40	0,108
Total des substances fixes	27,10	18,97	25,20	20,18	25,90	20,19	23,20	17,20	0,774
Urée	17,50	12,25	16,25	13,00	18,00	12,80	14,75	10,00	0,45
Acide urique	0,650	0,455	0,538	0,432	0,486	0r840	0,401	»	»
— phosphorique	1,778	1,235	1,466	1,178	1,215	0,972	1,600	»	»
Chlorure de sodium	2,60	1,82	3,00	2,40	2,70	2,10	3,20	1,50	0,007
Albumine	0,360	0,252	0,300	0,240	0,180	0,224	0,420	0,200	0,030
Glycose	»	»	»	»	»	»	»	»	»
Pigments biliaires	»	»	»	»	»	»	»	»	»
Examen microscopique	Acide urique abondant. Quelques leucocytes. Assez fréquents cylindres granuleux.		Acide urique assez abondant. Rares leucocytes. Cylindres muqueux et granuleux.		Acide urique assez abondant. Rares leucocytes. Cylindres muqueux et granuleux.		Un peu d'acide urique. Quelques leucocytes. Assez abondants cylindres granuleux.	Assez abondants cristaux de phosphate ammoniaco-magnésien. Rares fragments de cylindres granuleux. Rares cellules épithéliales de la vessie.	

Cas de M. le Dr Pozzi

Il s'agit ici de l'arrachement de l'uretère et la rupture de ce conduit dans le cours d'une laparatomie pour kyste parovarien rétropéritonéal.

Nous passerons sous silence toute la manœuvre qui a été entreprise pour l'extirpation de ce kyste; nous ne parlerons ici que de ce qui a trait à la création d'un méat urétéral artificiel (1).

Le kyste parovarien ayant acquis des rapports intimes avec l'uretère droit, le chirurgien constate que pendant l'énucléation de ce kyste le canal excréteur de l'urine est totalement rompu. Cette rupture a lieu à la partie supérieure de l'uretère, c'est-à-dire à 10 ou 15 c. environ au-dessous du bassinet.

M. Pozzi, rejetant d'emblée la néphrectomie, préfère suivre toute autre conduite : celle d'aboucher ce conduit à la peau de la région lombaire.

Cela fut fait comme il a été dit plus haut (Voir P. 60). Une sonde en caoutchouc rouge fut placée à l'intérieur de l'uretère et fixée à la peau par des points de suture. Cela eut lieu le 10 novembre 1890. Le 28 novembre, la sonde qui était fixée à la région lombaire fut retirée « et la fistule définitivement établie ». Il y a, à cette époque, cicatrisation complète de la plaie cutanée et on voit sourdre de l'uretère l'urine qui coule goutte à goutte. L'état général est excellent. C'est alors que nous avons eu l'occasion de voir la malade : Elle n'était aucunement incommodée de sa fistule cutanée; elle assistait à l'émission de l'urine et nettoyait elle-même l'urinal destiné à recueillir les urines. Elle n'était alitée que parce que la plaie de la laparotomie ne lui permettait pas de se lever. Du 25 novembre au 10 février la malade n'a présenté rien d'anormal : les urines continuaient à couler par l'uretère droit fistuleux. L'excrétion se faisait aussi normalement par la voie naturelle.

Voici le tableau de cinq analyses comparatives de l'urine émise

(1) *Ann. des Org. Génit. Urin.* Avril 1891.

par le méat urétéral cutané et celles de la vessie (1). Ce tableau est emprunté au travail de M. Pozzi.

ÉLÉMENTS	15 janv. N° 1		16 janv. N° 2		17 janv. N° 3		18 janv. N° 4		19 janv. N° 5	
	F.	V.	F.	V.	F.	V.	F.	V.	F.	V.
Volume des 24 h....	815	925	840	970	790	860	855	905	880	970
Réaction............	Alcal.	Acide	Alcal.	Acide	Alcal.	Acide	Alcal.	Acide	Alcal.	Acide
Densité.............	1017	10.10	1016.5	1016.5	1016.5	1018.5	1017.5	1.020	1017.5	1.018
Extrait total........	28.856	88.321	27.085	32.245	28.457	81.275	27.770	88.065	26.541	81.16
Cendres............	8.701	10.425	7.908	10.121	8.249	9.066	7.919	9.478	7.895	8.297
Chlorures..........	5.675	6.620	5.166	6.840	5.515	6.220	6.017	6.535	4.08	5.55
Acide phosphorique..	1.083	1.489	1.053	1.462	1.079	1.894	1.127	1.478	1.089	1.672
Matières organiques..	10.952	92.806	19.182	22.124	20.808	23.200	19.851	23.697	19.14	22.933
Urée...............	14.03	14.98	14.17	18.17	14.71	18.69	14.92	19.03	14.84	17.407
Sucre..............	»	»	»	»	»	»	»	»	»	»
Albumine...........	traces	»	traces	»	traces	»	traces	»	traces	»

Comme on le voit, il y a ici diminution de l'urée, des matières organiques et de l'extrait total.

La réaction diffère également dans l'urine de deux voies.

Dans le tableau suivant, emprunté au même auteur, on voit figurer le rapport qui existe entre les divers éléments contenus dans un même volume de deux liquides.

ÉLÉMENTS	N° 1		N° 2		N° 3		N° 4		N° 5	
	F.	V.	F.	V.	F.	V.	F.	V.	F.	V.
Volume.................	88	100	86.5	100	91	100	93	100	91	100
Extrait................	97	100	96	100	98	100	88	100	93	100
Cendres...............	94	100	90	100	98	100	88	100	97	100
Chlorures.............	97	100	87	100	96	100	97	100	99	100
Acide phosphorique......	83	100	91	100	85	100	80	100	78	100
Matières organiques.....	98	100	98	100	84	100	88	100	91	100
Urée..................	87	100	86	100	85	100	84	100	93	100

Le 10 février, M. Pozzi, sur la demande de la malade, pratique la néphrectomie du rein en rapport avec l'uretère fistuleux. L'extirpa-

(1) Nota. — Cette analyse a été faite cinq semaines après la création du méat.

tion rénale n'a été motivée par rien d'anormal ni du côté de la fistule cutanée ni du côté de l'état général.

La néphrectomie faite, le rein est remis entre les mains de M. Albarran pour être soumis à un examen microscopique :

A l'œil nu ce rein ne présente aucune altération : sa surface est bien unie, sa couleur normale, et on ne constate macroscopiquement que deux petites dépressions, probablement, de néphrite interstitielle.

L'examen histologique portant sur les portions du rein d'apparence normale fait voir « que la plus grande partie de l'organe est complètement saine » : Tous les éléments, tels que les glomérules, les vaisseaux, les tubes urinifères, etc., paraissent totalement normaux. Les coupes portant sur les dépressions mentionnées plus haut montrent des lésions de néphrite interstitielle légère. Ce sont donc de lésions de *néphrite partielle* antérieures à la greffe de l'uretère, car, comme on l'a vu plus haut, il existait, dès la première analyse d'urine, une certaine quantité d'albumine dans l'urine émise par la fistule. On ne peut donc pas incriminer, de ces lésions *partielles* constatées sur ce rein, l'abouchement anormal de l'uretère à la peau.

Ces lésions de néphrite sont caractérisées par une infiltration de cellules embryonnaires autour des glomérules et sous la capsule propre du rein.

Même état, également, entre quelques tubes urinifères de la substance corticale. Quant aux épithéliums de ces canalicules, il est dit dans l'examen histologique, qu'ils « sont bien conservés. » On y trouve aussi des cylindres hyalins au niveau de cette zone sclérogène.

L'étude bactériologique de ce rein n'a montré aucun microorganisme pyogène. Absence totale du bacille de Koch.

Le bassinet et l'uretère ne présentent aucune altération.

M. Pozzi termine ainsi ce court exposé : « L'absence d'infection du « rein après un cathétérisme à demeure de l'uretère et une longue « période de fistulisation n'est pas un des traits les moins instructifs « de cette observation. »

Il résulte donc de ce dernier fait que la survie a été possible pendant trois mois avec une semblable fistule. L'intervention, par l'extirpation du rein, n'eut lieu, nous le répétons, que parce que la malade l'avait sollicitée, nous ne savons pourquoi. Il est dit, cependant, dans l'observation que nous avons résumée plus haut, « qu'elle ré-« clame avec insistance une opération qui la débarasse « de son infirmité. » L'opération a été donc entreprise, mais sans indication aucune, vraiment plausible.

Cette « infirmité » n'est pas suffisante pour extirper un organe dont le fonctionnement est à peu près normal. Elle ne peut donc convaincre tous les esprits.

Nous ferons également remarquer, avant de terminer, ce qui a été très bien dit par M. Pozzi, à savoir, la tolérance de l'uretère pour les sondes. Nous en avons incidemment parlé plus haut et nous y reviendrons dans la partie expérimentale de ce travail. Mais disons, dès maintenant pour rapprocher ce fait du cas de M. Pozzi, que M. Biar cite, dans sa thèse inaugurale (1) l'observation d'une malade qui a gardé une sonde à demeure, dans l'uretère, pendant trois mois consécutifs.

Expériences

PREMIÈRE EXPÉRIENCE. Le 21 février 1891.

Chien de taille moyenne pesant 7 kilos environ, maigre. On le couche sur l'abdomen. On incise sur une étendue de 3 cent., la peau du flanc gauche à un demi-travers de doigt environ du rebord des fausses côtes. Puis incision du tissu cellulaire, et des fibres musculaires sous-jacentes de la région. Cela fait, on introduit, dans la plaie, l'index, et on arrive ainsi jusqu'aux corps vertébraux lom-

(1) *Loc. cit.* P. 76.

baires. On sent alors les battements de l'aorte et plus bas ceux des iliaques primitives. Il nous est difficile, après un examen réitéré, de reconnaître parmi ces vaisseaux le canal excréteur de l'urine ; nous imaginons alors d'arriver jusqu'au hile du rein, et de suivre ainsi l'uretère jusqu'à la partie moyenne de sa portion abdominale. On arrive, non sans peine, à reconnaître ce conduit, et après l'avoir décortiqué des vaisseaux du hile du rein, on l'isole et on le sectionne à 9 cent. environ de son origine. Le bout rénal de l'uretère est donc attiré au dehors et on y applique une pince à forcipressure. On fait ensuite la suture profonde des muscles au crin de Florence ; même chose pour la peau jusqu'à l'angle inférieur de la plaie cutanée. Nous essayons de suturer la paroi de l'uretère à la peau, mais en vain ; ce conduit ne peut être suturé, à cause de la faible épaisseur de ses parois, et de son calibre peu considérable ; en effet l'uretère ne permet que l'introduction d'une sonde n° 6 (filière Charrière) ce qui correspond à un diamètre de 2 mm.

Nous n'insistons pas, mais nous introduisons une sonde n° 6, et on assiste ainsi à l'émission intermittente de l'urine qui se fait goutte par goutte. Pansement ouaté traversé par la sonde par laquelle on recueille quelques grammes d'urine ; ce liquide est légèrement teinté de sang ; nous attribuons la présence de ce sang à quelques froissements qu'aurait pu subir le rein pendant la recherche de l'uretère.

Le lendemain 22 février, le chien paraît en très bon état, mais il ne quitte pas sa niche ; la plaie a bon aspect, l'urine coule goutte à goutte par la sonde. Nouveau pansement. Rien de particulier du 23 au 27 février Ce dernier jour l'animal paraissait très abattu ; quelques sutures ont lâché et la plaie reste béante ; on la soupoudre d'iodoforme et on y applique un pansement à la gaze iodoformée. L'urine continue à couler par intermittence de 12 à 14 secondes d'une goutte à la suivante.

Le 3 mars suivant, on recommence l'opération du côté opposé, c'est-à-dire du côté droit : même conduite et mêmes particularités à noter que du côté gauche. A partir donc du 3 mars nous avons deux greffes urétéro-cutanées, *deux méats urétéraux artificiels*.

On étudie jour par jour l'état des urines, de la plaie cutanée et l'état général du chien : depuis le 3 mars jusqu'au 9 mars, l'animal n'a présenté rien de spécial : les urines continuaient à couler par intermittence ; leur quantité paraissait égale des deux côtés. Le 9 mars nous observons que l'urine du côté droit était plus pâle que celle du côté gauche. Le lendemain on pratique l'examen microscopique de ce liquide, et on observe quelques globules blancs du sang ; rien du côté gauche : la plaie suppure à droite, l'animal est plus abattu que la veille ; il mange peu ; il a des selles diarrhéiformes, malgré cet état les urines sont émises des deux côtés.

Du 11 mars au 20 du même mois l'animal passe par des alternatives de mieux et de pire ; mais il paraît très affaibli, il mange peu.

La plaie cutanée droite qui n'est pas encore cicatrisée suppure légèrement ; les urines émises de ce côté sont pâles, franchement purulentes à l'œil nu ; du côté gauche, au contraire, l'urine est claire transparente, jaunâtre, et paraît normale, au moins au point de vue microscopique.

Depuis cette dernière date, l'animal continuant à maigrir, à avoir de la diarrhée continuelle, et à ne plus manger, nous prenons le parti de le sacrifier. Cela fut fait le 31 mars, c'est-à-dire 38 jours après la première greffe (gauche) et 28 jours après la seconde. Ajoutons, avant de relater l'autopsie, que pendant nos tentatives de recherches de l'uretère, le péritoine pariétal a été ouvert ; cela ne nous étonne pas, car l'uretère chez le chien est complètement entouré du péritoine qui lui forme *un meso ;* fait qui a été signalé également par M. Tuffier (1).

Autopsie du chien immédiatement après la mort :

Adhérence intime de l'uretère *droit* à la lèvre externe de la plaie cutanée ; le volume et la paroi de ce conduit sont augmentés du double. On fait une incision profonde au niveau de la plaie droite ; aussitôt un flot de pus s'écoule au dehors provenant de la région lombaire ; il est dû à un abcès périnéphrétique. Le rein de ce côté se décortique difficilement de sa capsule graisseuse ; ce rein pré-

---

(1) *Études expérimentales sur la chirurgie du rein,* page 134.

sente la moitié de son diamètre longitudinal ; il est ratatiné, flasque ; en détachant sa capsule propre, on observe qu'il est parsemé de petits abcès du volume d'un gros pois. Si on l'incise suivant son axe longitudinal, on voit que ces abcès sont de forme pyramidale à base regardant la superficie et à sommet se dirigeant du côté du hile du rein ; il ne reste à peine que quelques points de substance rénale intacte, dans sa portion corticale ; la substance médullaire paraît intacte au moins à l'œil nu ; les calices sont légèrement dilatés, le bassinet ne présente rien de bien spécial.

Côté gauche. — La plaie ne présente trace de suppuration, elle n'est cependant pas cicatrisée ; l'uretère de ce côté est également adhérent aux tissus de la plaie, et un stylet de trousse y pénètre facilement à 8 cent. de profondeur. Le rein se décortique facilement et on ne trouve pas trace de suppuration périrénale ; cet organe présente, à l'œil nu, un volume normal quoique cependant il soit légèrement augmenté dans ses différents diamètres ; il est donc légèrement hypertrophié (1) ; la capsule se détache très facilement ; à la coupe la substance corticale paraît un peu hypertrophiée ; elle mesure un centimètre environ d'épaisseur.

La portion médullaire est intacte ; les pyramides se dessinent bien, et les calices présentent leur volume normal. Pas trace de suppuration ; pas trace de congestion non plus ; le bassinet et l'uretère incisés n'offrent aucune lésion, pas la moindre injection de leur muqueuse, aucune concrétion calcaire. Le diamètre de l'uretère est resté tel qu'il était lors de l'établissement de la fistule urétérale, c'est-à-dire que ce conduit permet encore l'introduction d'une sonde n° 6.

L'examen microscopique de ce rein pratiqué par M. Brault, après durcissement dans l'alcool, fait constater les particularités suivantes : *légère* inflammation des calices au niveau de la portion pyramidale, c'est-à-dire au niveau du sommet des pyramides ; on constate également à ce même niveau un infiltrat des cellules lymphatiques,

---

(1) Nota. Cette hypertrophie est due à l'insuffisance rénale qui existait du côté droit.

sans trace de tissu conjonctif adulte néoformé ; ce sont les seules lésions qu'on rencontre dans la substance médullaire du rein.

La substance corticale du parenchyme rénal est *absolument intacte*. On ne trouve en effet, rien du côté des glomérules ; les vaisseaux et les canalicules de cette portion du rein sont sains ; ni autour de ces glomérules, ni autour des vaisseaux de la substance corticale on ne rencontre des fibres du tissu conjonctif de nouvelle formation, même chose sous la capsule. En somme des lésions très légères.

Avant de tirer les conclusions que nous aurons à donner plus loin, nous allons relater la deuxième expérience que nous avons entreprise sur un autre chien.

Deuxième expérience : 28 mai 1891

Chien de taille moyenne, vigoureux, bien portant en apparence. Poids 6 kilos environ.

Après avoir rasé la région du flanc gauche sur une étendue de 6 cent. carrés et désinfecté avec une solution forte d'acide phénique cette région, on fait une incision de 4 cent., de la peau, à ce niveau, incision verticale et distante de quatre travers de doigt des apophyses épineuses des vertèbres lombaires.

Arrivé au péritoine on se voit forcé de l'ouvrir pour décortiquer l'uretère qui est recouvert par la séreuse, de tous les côtés. Se guidant ainsi jusqu'au hile du rein on met complètement à nu ce conduit, on jette une ligature au catgut sur la partie moyenne du canal excréteur de l'urine et on le sectionne ; le fragment rénal de l'uretère, mesuré immédiatement, offre une longueur de 8 centimètres et demi. La paroi de ce conduit mesure un tiers de millimètre environ ; attiré au dehors on le suture, non sans difficulté, à l'angle inférieur de la plaie cutanée ; cette suture est faite au moyen du crin de Florence ; l'aiguille de Reverdin traverse la paroi de l'uretère, sans intéresser la muqueuse, à 1 ou 2 mm. de l'orifice. On s'assure de la perméabilité du canal en y faisant pénétrer un stylet de trousse comme dans l'expérience précédente ; l'écoulement de l'urine se fait d'ailleurs bien et a lieu par intermittence. On n'introduit pas, cette fois, de sonde dans l'intérieur du canal, mais on applique sur la plaie cutanée un pansement iodoformé.

Le lendemain le chien est abattu; il n'a pas quitté sa niche, mais il paraîtrait qu'il a beaucoup remué; le pansement ne paraît pas dérangé, mais il est mouillé; il exhale une odeur ammoniacale qu'on reconnaît être d'origine urinaire. On change ce pansement.

Rien de bien spécial pendant la journée du 30 mai; le 31 de ce même mois on s'aperçoit que les sutures de la peau ont lâché; il n'y a pas trace de suppuration. On fait cinq nouvelles sutures au crin. État général du chien excellent. La plaie est humide par suite de l'urine qui coule constamment par le petit orifice que l'on voit au fond de la plaie.

Le 1er juin, la suture la plus inférieure a lâché. Le pansement est beaucoup mouillé. État général bon. Pas de suppuration de la plaie. Pansement iodoformé ; le chien, qui n'a pas mangé les deux premiers jours de l'opération, mange aujourd'hui abondamment.

Le 2 juin, l'animal est dans le même état que la veille; la plaie a bon aspect. Les urines continuent à couler, elles sont claires et transparentes; les sutures ont encore lâché : on prend le parti de laisser la plaie béante; mais une dernière tentative est faite avec du fil d'argent ; malgré cette suture solide, les fils coupent les bords de la plaie, et cette dernière reste définitivement béante; l'urine vient la mouiller de temps en temps. A partir de ce jour on cautérise la plaie avec le crayon de nitrate d'argent pour hâter la cicatrisation.

Du 3 au 5 juin rien de bien spécial ne s'est passé; le chien a continué à manger et son état général est excellent. La plaie bourgeonne et présente la moitié de son étendue primitive : elle mesure environ 2 centimètres dans son plus grand axe. L'urine continue à être éliminée goutte à goutte ; elle est transparente et franchement acide au papier de tournesol. On attend encore quelques jours avant de recueillir cette urine pour la soumettre à un examen chimique.

Le 21 juin, c'est-à-dire le 24e jour après la greffe urétérale, on recueille au fond de la plaie, avec une pipette, 18 cent. cubes d'urine pour être analysée. L'analyse a été faite par M. Fiquet, interne en pharmacie à l'hopital du Midi. Voici les résultats que M. Fiquet nous a si obligeamment remis :

1re Analyse.
{
Quantité d'urine : 18 c. cubes.
Urée : 65 gr. pour 1000.
Acide urique : quantité normale.
Acide phosphorique :   id.
}

On voit dans ce tableau que la quantité d'urée excrétée pour 1000 gr. d'urine est grande, relativement à celle excrétée par un animal à l'état normal, car il faut supposer que le rein du côté opposé éliminait, par les voies naturelles, une égale quantité d'urée, ou à peu près ; on verra par la suite ce qu'il faut penser de cette quantité considérable d'urée dans l'urine d'un chien.

Le 28 juin, c'est-à-dire, un mois après la greffe, on recueille une certaine quantité d'urine éliminée par l'uretère.

Voici les résultats de la deuxième analyse faite également par M. Fiquet :

2o Analyse.
{
Quantité d'urine : 22 c. cubes.
Urée : 52 gr. pour 1000.
Acide urique : quantité supérieure à la normale.
Acide *phosphorique :* 2 gr. 00
}

Du 28 juin au 17 juillet l'animal continuait à se bien porter, on le laissait en liberté ; il mangeait abondamment ; il avait augmenté même de 200 gr. de son poids antérieur à l'expérience qu'il a subie. A partir de cette époque on l'a perdu de vue, mais nous affirmons qu'il aurait pu vivre longtemps encore, car nous le répétons il ne paraissait être nullement incommodé de sa fistule ; la seule incommodité c'est que l'urine venait de temps à autre humecter la région du flanc.

La miction par l'urèthre se faisait normalement ; les urines rendues par les voies normales avaient le même aspect, au point de vue de leur caractère physique, que les urines rendues par l'uretère; même couleur et même réaction des deux côtés.

Plusieurs points importants découlent des expériences que nous venons de rapporter.

Il est légitime de croire *a priori*, que la greffe de l'uretère à la peau de la paroi abdominale est *toujours* réalisable. Cela est en effet, mais on doit également savoir que les opinions diffèrent sur ce sujet. Il paraîtrait que M. le professeur Dastre a entrepris ces sortes d'expériences, mais sans aucun résultat. Nous disons « il paraîtrait » car les expériences du professeur de la Sorbonne n'ont jamais été publiées dans aucun recueil périodique; nous ignorons pourquoi — mais tout ce qu'on sait c'est que ces expériences ont donné de très mauvais résultats entre les mains de M. Dastre.

Tous les chiens de ce dernier auteur ont succombé, nous dit incidemment M. Tuffier (1), à la suite de pyélonéphrite.

On voit donc que nos résultats ne concordent pas avec ceux obtenus par M. Dastre. Cela ne nous étonne nullement, nous avons en effet eu la suppuration du rein droit de notre premier chien parce que d'une part l'opération a été pratiquée dans de mauvaises conditions d'asepsie (de fait, on comprend la difficulté qui existe chez le chien); d'autre part nous avons dit que la plaie cutanée était en pleine suppuration : l'ouverture cutanée de l'uretère était baignée par le pus. Or, on com-

(1) *Annales génito-urinaires*, Avril 1888.

prend facilement la raison de l'envahissement du rein par les nombreux micro-organismes de la suppuration. Il se réalise là une pyélonéphrite ascendante semblable à celle d'origine vésicale. Une autre raison qui fait que l'infection chez le chien est plus à craindre, c'est que chez cet animal les plaies suppurent assez facilement, et par conséquent le rein se trouve dans des conditions déplorables pour pouvoir résister à cette invasion microbienne dont on parlait plus haut.

Le second rein, c'est-à-dire le rein gauche, présentait aussi, microscopiquement, de très légères lésions. Là aussi la plaie suppurait, mais beaucoup moins que la plaie cutanée droite. Or quel était l'avenir de cette légère pyélite constatée sur les calices du rein droit? Nous n'en savons rien, mais nous pensons qu'elle serait rentrée en résolution au bout de quelque temps, car l'aspect de la plaie cutanée au moment ou nous avons sacrifié l'animal paraissait être en voie de guérison. Nous sommes d'autant plus en droit de penser ainsi, que, nous le répétons, cette pyélite était tellement peu avancée dans son évolution qu'elle a passé totalement inaperçue à l'examen macroscopique de ce même rein.

Tels sont donc les renseignements que nous fournissent les expériences entreprises chez notre premier chien. Il nous faut maintenant insister sur quelques notions intéressantes que nous donne la greffe que nous avons pratiquée chez le second chien; nous tirerons plus loin, de ces deux faits, les conclusions générales qui découlent de nos recherches.

Chez le dernier chien, nous avons surtout à insister sur l'état de la plaie cutanée et sur les résultats que nous a fournis l'analyse des urines.

La plaie du flanc, chez celui-ci, n'a jamais suppuré, chose importante, car c'est d'elle que dépend l'infection du rein. Il n'y a pas eu cependant réunion par première intention et cela parce que l'animal, par les mouvements intempestifs qu'il faisait, empêchait le contact intime des deux lèvres de la plaie. C'est donc l'absence totale de suppuration de la plaie qui nous fait comprendre la raison pour laquelle le rein de notre chien n'a pas présenté la moindre suppuration. C'est ce que dénotaient, tout au moins, les analyses des urines que nous avons fait pratiquer à maintes reprises.

Les urines de ce dernier chien présentaient, on l'a vu plus haut, au point de vue de leurs éléments, leur taux normal. On voit également, dans les deux analyses qui figurent ici, que l'urée se trouve en quantité considérable. Chez le chien, en effet, cette substance azotée est à peu près trois fois supérieure à celle rendue par l'homme dans une même quantité d'urine. Tandis que chez ce dernier l'urée est représentée par le chiffre de 20 grammes par litre, chez le chien au contraire ce chiffre est triplé, et on peut voir des chiens rendre 60 à 70 grammes d'urée par litre d'urine. Wurtz (1) dit ceci :

« L'urée chez le chien s'y rencontre en quantité si abondante que ces urines se prennent souvent en masse par addition d'acide nitrique. »

(1) Dictionnaire de Chimie pure et appliquée, p. 582, t. III.

D'autre part, d'après Harley (1), l'urée est toujours très abondante, chez les chiens nourris surtout de chair. Ce fait a été exactement observé chez notre chien où l'acide urique était tellement faible en quantité, que le dosage quantitatif a été impossible.

Quant aux phosphates rendus par les urines, en vingt-quatre heures, ils ont été trouvés, dans nos deux analyses que nous rapportons plus haut, sensiblement égaux à la normale. D'ailleurs cela n'a qu'une importance secondaire. Car on sait que chez les animaux, comme aussi chez l'homme, l'excrétion des phosphates est en rapport avec une foule de conditions et non sous la dépendance de l'état du rein.

D'autre part l'examen microsopique n'ayant révélé dans l'urine de notre chien aucun élément organique, aucune substance pouvant incriminer une lésion rénale, nous sommes en droit de déduire de ces faits que le rein en rapport avec l'uretère greffé à la peau était totalement sain, plus de six semaines après la dérivation de l'urine.

Un mot seulement sur la sonde à demeure dans l'uretère, chez les chiens. Nos résultats ne concordent pas avec d'autres expérimentateurs. Chez notre premier chien, en effet, nous avons observé, comme nous l'avons dit plus haut, un malaise général et un œdème des parois de l'uretère. A quoi étaient dus ces symptômes : nous n'en savons rien. Nous avons cependant tendance à les mettre sur le compte du trop grand calibre de la

HARLEY, traduction HAUN, *De l'Urine.* Paris, 1875, p. 77.

T 6

sonde et par conséquent à la distension des parois du
conduit excréteur de l'urine. Quoi qu'il en soit, nous
pouvons dire, à ce sujet, que M. Lepine (de Lyon) dit
que les chiens supportent très bien les canules en
verre, pendant un certain temps, sans qu'il en résultât
de gêne considérable pour l'animal (1). Nous tenions
à signaler ce fait, aux expérimentateurs qui voudraient
reprendre nos recherches.

Que peut-on déduire de ces deux expériences que
nous venons de mentionner? Sont-elles de nature à
nous démontrer la légitimité de ce genre de recherches, sur les chiens? Peut-on, en d'autres mots, conclure que l'opération du méat urétéral cutané est possible chez quelques animaux et par cela même possible
chez l'homme? Notre réponse sera affirmative : si parfois il est hasardeux de vouloir conclure de l'animal à
l'homme, de l'expérimentation à la clinique, ici, cependant, ce n'est pas le cas. On peut affirmer, croyons-
nous, que si l'opération de la greffe urétéro-cutanée
donne des résultats satisfaisants chez le chien, ces
résultats seront non moins excellents chez l'homme,
car les conditions où on se place seront meilleures chez
ce dernier et les chances d'infection du rein moindres,
sinon complètement nulles.

(1) *Arch. de Méd. expérim.* 1880, p. 882.

CONCLUSIONS GÉNÉRALES

De l'ensemble des faits qui précèdent on peut donc
déduire les données suivantes :

a) Dévier le cours des urines par la région latérale
ou postérieure de l'abdomen, tel est le but qu'on se propose de faire, en créant un méat urétéral artificiel.

b) Par ses nombreuses indications à l'intervention et
ses avantages multiples, le méat urétéral artificiel
mérite de prendre place parmi les opérations qui se
pratiquent sur les voies urinaires supérieures.

c) Respectant un organe essentiel à l'économie, tel
que le rein, cette opération est, toutes choses égales
d'ailleurs, préférable à la néphrectomie.

d) Cliniquement et expérimentalement elle est, de
par son innocuité, possible et facilement praticable.

e) La protection du rein contre l'infection microbienne peut être obtenue.

f) Une survie suffisante étant aisément réalisable
avec une semblable greffe, il est légitime de penser à
son efficacité en tant qu'opération palliative.

APPENDICE

A côté de deux cas que nous rapportons plus haut, nous rapprocherons celui de Kufferath, professeur à la Maternité de Bruxelles, cas qui a été publié tardivement, lorsque notre travail était sous presse.

Mais nous nous mettons en devoir d'avertir le lecteur que cette observation diffère sur un point que nous croyons essentiel dans l'espèce : nous voulons parler du lieu d'élection de la greffe urétérale. Dans le cas de Kufferath, en effet, rapporté par Thiriar (1) de Bruxelles, la greffe de canal vecteur de l'urine a été faite à la paroi antérieure de l'abdomen et non à la paroi latérale ou postérieure comme notre second titre le fait sous-entendre.

C'est la seule différence d'ailleurs qui existe entre l'observation de MM. Le Dentu et Pozzi, et celle de l'auteur belge.

Cas de M. Kufferath

Il s'agit, ici, d'une blessure de l'uretère, avec section complète de ce conduit, faite dans le cours d'une laparotomie pour kyste de l'ovaire. La rupture ayant été reconnue, M. Kufferath suture le bout rénal de l'uretère aux lèvres de l'incision antérieure de l'abdomen,

_____

(1) *Mercredi médical.* 6 avril 1892.

à mi-chemin de l'ombilic au pubis. Cela fut fait le 28 novembre 1891. Les suites opératoires furent excellentes, et l'orifice cutané de l'uretère était humecté, de temps en temps, par l'urine.

Le 31 décembre de la même année, la malade entre au service de M. Thiriar pour être débarrassée de son infirmité. L'indication de la néphrectomie n'a été acceptée par M. Thiriar que sur les instances de la malade, car sa vie sociale (ménagère) ne lui permettait pas de porter un urinal.

A cette époque, c'est-à-dire 33 jours après l'établissement de la greffe urétéro-cutanée, M. Thiriar constate les particularités suivantes : Intégrité absolue de la peau au niveau de la fistule ; aucune complication, ni érythème, ni excoriation, ni rougeur. Une sonde, introduite dans l'uretère, pénètre à 7 c. de profondeur : « ce « trajet paraît se recourber, car la sonde s'arrête et il est impos- « sible de la faire pénétrer plus loin ».

L'urine est émise toutes les 30 à 40 secondes ; elle est claire, limpide et peu colorée. Sa quantité est égale à celle de la vessie ; l'urine de celle-ci est trouble et floconneuse, mais il n'existe *aucune différence*, au point de vue de leurs produits solubles, entre les deux urines : même quantité d'urée, de chlorures et de phosphates : toutes deux sont dépourvues d'albumine et on ne constate aucun élément morphologique, au microscope.

M. Thiriar conclut donc contre la néphrectomie dans ce cas, car la survie pourrait être possible en faisant porter à la malade un appareil spécial pour recueillir les urines. Mais, comme nous l'avons dit plus haut, la néphrectomie a été pratiquée le 9 Janvier 1892, c'est-à-dire *quarante-deux* jours après la greffe de l'uretère.

TABLE DES MATIÈRES

Le Mans. — Typ. Ed. Monnoyer.

www.ingramcontent.com/pod-product-compliance
Ingram Content Group UK Ltd.
Pitfield, Milton Keynes, MK11 3LW, UK
UKHW020928120726
13693UKWH00003B/1199